강해지고 싶다면 스트레칭을 하라

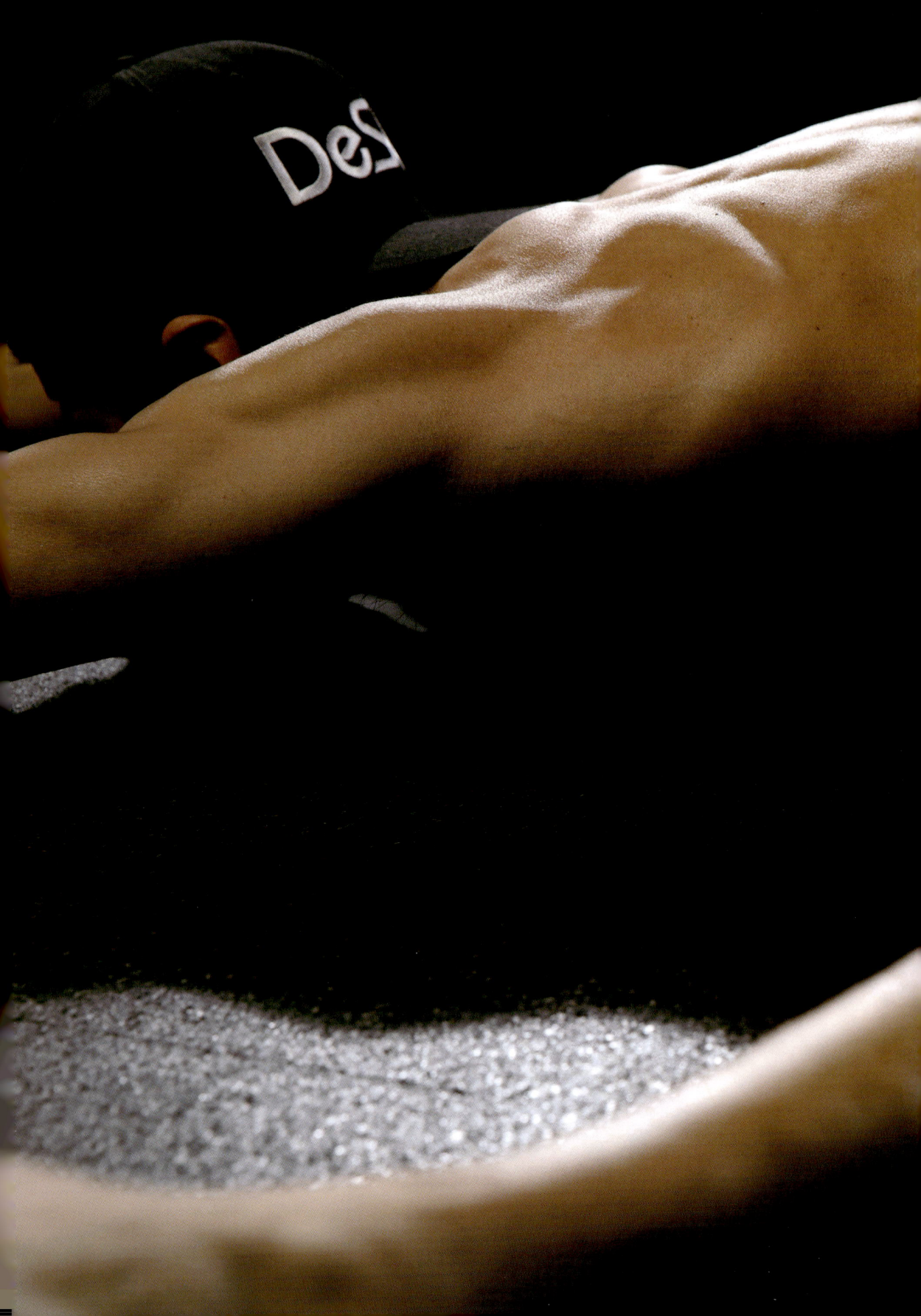

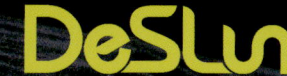
장임태·조성준 지음

닥치고 데스런 스트레칭
STRETCHING

더디퍼런스

prologue

운동하는 사람도,
운동을 1도 하기 싫은 사람도
스트레칭은 무조건 해야 한다!

이 책은 지금껏 운동 좀 해봤다는 사람들 뿐 아니라 처음 시작하는 이들 모두가 간과하고 있는 중요한 포인트 하나를 짚으려 한다. 바로 스트레칭은 모든 이들에게 반드시 필요하며 자신의 신체에 대한 최소한의 예우라는 점이다.

필자는 운동 인생 15년 동안 유연성에 대해 깊이 생각해왔다. 운동을 시작할 때부터 지금까지 스트레칭 필요성에 대한 나의 생각은 더욱 확고해졌다.

대다수 사람들은 어릴 적 유연한 몸 상태를 당연히 여기다가 나이가 들어감에 따라 금세 뻣뻣해지는 몸을 느끼며 한탄한다. 그러다 관절에 통증이 생기거나 원래의 기능을 못하게 되면 그 때서야 심각성을 인지한다.

스트레칭도 운동이다. 운동이 된다. 혹 운동 꽤나 해본 독자라면 이 책에 나온 대로 한 번 쭉 따라 해보자. 땀도 많이 나고, 몸에 펌핑감(몸이 부풀어 오르고 체온이 상승하는 것)도 느낄 것이다.

운동을 1도 안 하는 독자가 보고 따라 한다면 처음에는 힘들 것이다. 제대로 할수록 더 힘이 든다. 왜? 관절이 꺾이고 근육이 늘어나면 몸은 본능적으로 스스로 꺾일 수 있는 범위를 설정해놓고, 그 범위를 넘어가지 않으려 버티기를 시작하기 때문이다.

내가 최고로 힘을 줄 수 있는 것을 100으로 치면 60~70 정도를 말한다. 그 범위를 넘어가면 몸은 계속 긴장 상태를 유지한다. 다치지 않으려는 본능의 끈이 그 정도를 저울질 하며 머리와 몸이 싸우게 된다. 그러면 머리의 명령에 몸이 조금씩 수긍해가며 조금씩 그 범위가 늘어난다. 몸은 계속 긴장하고 힘을 주어 버티며, 스스로 감당할 수 있는 만큼 범위가 늘어나는 일련의 과정이 운동이 된다.

이 책에서는 우리 몸을 크게 상체/몸통/하체 세 부위로 나누어 필요한 동작들을 찾아 스트레칭을 할 수 있도록 하였다. 부위별 스트레칭을 토대로 한 번에 쭉 따라할 수 있는 스트레칭 프로그램을 만들어놓았다. 스트레칭 프로그램은 운동하고 난 후 몸에 열이 오른 상태에서 한 동작 당 30초 정도 지속하면 좋다. 근육이나 관절에 큰 무리를 주지 않기 때문에 매일 시간을 내서 꾸준히 하는 것이 가장 효과적이다. 스트레칭을 할 때는 본인이 느끼는 고통이 100%라고 한다면 7~80% 정도로 해야 한다. 호흡을 내뱉으며 조금씩 강도를 늘려가보자.

개인차가 많기에 몇 개월 하면 유연해질 수 있다는 무책임한 말은 하지 않겠다. 하지만 책에 있는 스트레칭을 3개월(하루 30분 이상, 주 3회 이상)만 해준다면 변화를 느끼기 시작할 것이다. 처음엔 잘 안 되더라도 낙심하지 말자. 조금씩 늘려가면 된다. 꾸준함을 이길 수 있는 건 없다. 꾸준히 스트레칭을 하면 평소보다 피로감이 줄어들고, 혈액 순환이 잘 되어 각종 질병을 예방하는 데 도움이 된다. 또한 관절의 건강은 덤으로 얻을 수 있다.

기본적인 스트레칭으로 근육과 관절의 늘어남을 느끼지 못한다면 강도 높은 동작을 도전해보자. 다리 찢기(p.136)나 백브릿지(p,91) 같은 동작들은 자체로도 상당한 운동 효과가 있다. 특히 유연함을 등한시하는 남성들이 스트레칭을 한다면 눈에 띄게 달라지는 운동 능력과 몸매를 기대해도 좋다. 유연해야 강해질 수 있고 나아가 건강해질 수 있다.

데스런에서 운동을 배우고 있는 이들에게 항상 유연성을 강조하며 스트레칭 동작들을 가르친다. 그중엔 프로골퍼, 핸드볼 선수 등 전문 운동선수((아직 빛을 발하지 못한 선수들은 전문 코치가 없는 것이 현실)부터 헬스 트레이너, 각종 운동코치. 소방관, 경찰관 같은 특수직에 종사하는 분들도 있다. 이처럼 몸을 많이 쓰는 분들은 더욱 스트레칭이 필요하며, 실제로 운동만 가르칠 때보다 스트레칭과 병행할 때 만족도가 높다.

데스런에서 인연을 맺은 분들 외에 직접 와서 배울 수 없는 사람들에게도 효과 좋은 스트레칭을 전하고 싶어 이 책을 쓰게 되었다. 시중에 나와 있는 책은 이렇게만 해도 스트레칭이 될까 싶을 정도로 아주 가볍고 쉬운 동작들 위주였다. 물론 그런 동작들이 몸을 풀어주는 데 전혀 도움이 되지 않는 것은 아니지만 그 이상의 스트레칭을 원하는, 완전 초보자들이 아닌 이들까지 충족시키기엔 부족한 게 사실이다.

이 책은 운동을 전문적으로 하는 사람, 운동을 1도 해보지 않았으며 앞으로도 하고 싶지 않은 사람, 그저 뻣뻣함을 탈출하고 싶은 뻣뻣이들 누구나 할 것 없이, 할 수 있고 해야 하는 동작들을 심사숙고하여 담았다. 단언컨대 의심하지 말고 따라오라!

데스런 코치 장임태

reference

시간이 없다는 핑계로
스트레칭을 등한시하지 말자!

스물한 살 군대에서부터 본격적으로 운동을 시작했다. 그리고 서른두 살부터 맨몸운동을 시작했다. 처음 의도는 헬스장에 가서 PT를 받을 수 없는 이들을 위함이었고, 그러다 보니 도구가 필요 없는 맨몸운동이어야 했다. 집이나 공원, 어디서든 가능한! 그러면서 겪었던 일련의 과정들을 정리하여 네이버 블로그와 유튜브, 페이스북, 인스타그램 등에 올려 공유하기 시작했다.

내 의도가 아무리 좋다한들 아무도 보지 않으면 무슨 소용인가! 처음에는 사람들의 이목을 끌기 위해 자극적인 요소가 필요했다. 강한 동작이어야 했고, 평범한 사람이 절대 할 수 없을법한 그런 동작들과 멋진 몸으로 말이다. 하루에 10시간씩 수업하며 짬짬이 영상을 찍고 편집해서 올렸다. 이 모든 과정을 혼자 했다. 찍고 바로 다음 작업을 해야 했기에 당시 스트레칭을 등한시했다. 지금에야 말할 수 있지만 데스런을 많은 사람들에게 알려준 '왕초보의 턱걸이 하는 법' 강좌에 넣었던 '30초 풀업 스텝' 영상을 찍으며 어깨를 심하게 다쳤었다. 최고의 영상을 만들기 위해 2주 내내 하루에 10번씩, 멋지게 나올 때까지 도전했다. 몸은 제대로 풀지 않은 채. 결국 마지막에 아처 풀업으로 멋지게 마무리를 하던 중 왼쪽 어깨에서 '부득득득' 소리가 나며 어깨가 풀려 떨어질 만큼 다쳤다. Mri 촬영 결과 극상근의 손상이 왔고, 그 이후로 조금씩 치료하고 달래가며 운동을 했지만 여전히 스트레칭은 등한시하고 치료와 마사지 등으로 때웠다.

등은 충분히 멋지고 강했지만, 미는 운동이 약했던 지라 등 운동은 유지 정도만 하고, 어깨를 강하게 수축시키고 사용하는 근육 운동(물구나무 푸시업, 플란체 등)만 죽어라 파며 스트레칭을 제대로 하지 않았던 것이다.

나도 과거에는 무언가 해내고 싶은 동작이 있을 때 열심히 스트레칭과 동작을 병행하며 운동을 했다. 예를 들면 열심히 어깨를 늘려서 1자 물구나무를 설 수 있었고, 할로우 백 프레스 같은 고난이도 동작을 할 수 있었다. 그런 나였기에 그동안 방심하고 잊고 있었다. 또한 아픈 곳을 얼른 달래서 다음 진도를 나가려 했던 나의 단순함 때문이었다.

2년 전부터 함께하게 된 장임태 코치. 그는 스트레칭을 아주 중요시 여긴다. 매일 30분 이상 스트레칭을 하고, 다른 여러 운동을 병행하며 많은 성취를 이루고 발전하는 모습을 가장 가까이서 지켜봤다. 처음부터 유연하고 가동 범위가 잘 나온 것 아니냐고? 아니다. 다리를 찢으려 2년 동안 매일 노력하더니 결국 해내고, 물구나무 설 때 어깨가 닫혀 있던 것이 열리고. 물구나무 푸시업을 연습하며 결국 팔꿈치가 돌며 박히는 것(100점에 가까운 동작)을 내 눈으로 보았다. 그의 유연성과 가동성, 운동 능력이 눈에 띄게 달라지는 모습을 보며, 아팠을 때조차 등한시했던 스트레칭이라는 것을 나도 본격적으로 해보았다. 단 몇 주를 했을 뿐인데 분명 내 앞쪽 근육이 늘어나는 것을 느꼈고, 조금씩 어깨 통증이 잊혀져갔다. 온갖 치료로 안 되던 것이 말이다. 그러면서 나의 뇌리를 스치는 한 단어. '스트레칭이었구나!'

내가 과연 그 스트레칭을 몰라서 안 했을까? 아니다. 내가 사람들에게 시간이 없다는 핑계를 대지 말라고 강조했건만, 정작 나 역시 시간이 없다는 핑계로 스트레칭을 등한시했다. 그렇게 크게 한 수 배운 뒤. 바로 이 책을 작업하기 시작했다. 나보다 임태 코치가 직접 작업했으면 좋겠다 싶었다. 그가 독학으로 2년 동안 해보며 본인의 유연성을 극한으로 만들고, 가동성과 힘 또한 확보할 수 있었던 경험 그대로 말이다. 그렇게 이 책은 만들어졌다.
우리 두 운동쟁이의 경험과 몸을 증거삼아 이 책을 읽고 있는 독자들도 각자 나름의 성취를 이뤘으면 한다.
'장임태 당신의 독한 성취와 성실함에 경의를 표합니다.'

데스런 조 성 준

stretching fact check

Fact Check 1
나는 태어날 때부터 유전적으로 뻣뻣하다?

영유아기 시절, 몸이 유연하지 않은 사람은 없다. 주변에 기고 앉기 시작하는 아기들을 보자. 누워서 너무나 편안하게 두 발을 입에 물고 있다. 앉아 있다 앞으로 고꾸라져 손이나 발이 꺾여도 크게 아파하거나 울지 않는다.

내가 지금까지 오랜 기간 동안 코치해준 사람들과 운영 중인 유튜브, SNS의 댓글을 보면 사람들이 자주 하는 말이 있다.
'저는 유연성이 없어서 그런가봐요…'
'어릴 적부터 뻣뻣했어요.'
원래부터 뻣뻣한 사람이 과연 있을까? 성장기가 지나 성인으로 접어들 무렵 당신이 얼마만큼 몸을 안 쓰고 살았는지를 떠올려보면 답이 나온다. 하지만 전부 여러분 탓만은 아니다. 우리나라도 스포츠 선진국들처럼 성장기부터 대학까지 체육과 스포츠 활동이 차지하는 비중이 높았다면 여러분 몸이 그 정도로 뻣뻣하지는 않았을지도 모른다.
그나마 필자의 세대에는 놀이터 철봉에 매달려 빙글빙글 돌고 정글짐 속을 날아다니고, 학교 운동장에서 밤늦도록 뛰어놀곤 했다. 그러나 요즘은 미세먼지로 인해 바깥 활동도 제약이 많아 키즈카페나 실내 체육관을 찾아야 한다. 초등학교 때부터 대학 진학 전까지 운동보다는 학원과 과외활동으로 많은 시간을 보내야 한다. 이후 군대, 졸업, 취업, 출퇴근과 이어지는 술자리, 주말에 밀린 잠보충. 이런 다람쥐 쳇바퀴 같은 일상이 반복되다 보면 어느덧 30대 중반이다. 그나마 몸에 투자할 시간과 경제적 여력이 되었을 때에는 부양할 가족이 생기고, 그렇게 또 본인에게 투자할 수 있는 환경에서 멀어지게 된다. 그렇게 당신은 20~30년을 앉아서 또는 걸어서 이동하는 정도의 신체 활동 외에는 하지 않게 된 것이다. 지금 현재의 당신을 위로하자면 이렇다는 말이다.

주위 환경으로 인해 내가 이렇게 뻣뻣하고 저질 체력을 갖게 되었다고 원망하기엔 어폐가 있다. 주위 상황이 어떻든 우리나라는 초특급 정보 선진국이다. 인터넷 환경에서 노력만 하면 자동차 만드는 기술도 배울 수 있다고 한다. 환경이 안 되어도, 돈이 없어도 시간을 투자해 노력하면 알고, 배우고, 시도해볼 수 있다. 좀 더 팩트를 말하자면 '그럼에도 불구하고 노력하지 않은' 당신의 탓이 더 크다.
이 책이 만들어진 이유 또한 나 스스로 노력해서 가능하다는 것을 경험했기 때문이다. 하지만 단시간에 이룰 수는 없다. 나또한 뻣뻣했다가 유연해지고, 굳었다가 다시 좋아지곤 했다. '노력' 이라는 단어 아래 불가능은 적어도 내 몸에서는 없다.

Fact Check 2
스트레칭
왜 해야 하는가?

이 책을 읽고 있는 이들을 둘로 나눌 수 있다. 운동을 하지 않고 있으며 지금도 필요성을 못 느끼고 있는 대다수 사람들, 현재 운동을 하고 있어 관심이 생겨 보는 사람들. 이들이 왜 스트레칭을 해야 하는지 알아보자.

1. 운동 전 동적 스트레칭? 운동 후 정적 스트레칭?

동적 스트레칭은 움직임을 반복하며 관절과 근육에 열을 내주는 것이고, 정적 스트레칭은 근육과 관절을 늘린 상태로 버텨주는 것이다.

결론부터 말하면 크게 상관없다.
엘리트 선수들은 종목별로 스트레칭 순서와 방법이 다르다. 예를 들어 단거리 육상선수의 경우 경기 전 정적 스트레칭을 오래하면 늘어버린 근육으로 인해 단거리 특성상 파워풀하게 순간 수축을 해야 하는 근육들의 기능에 안 좋은 영향을 끼친다. 그런 경우가 아닌 취미나 건강을 목적으로 하는 일반인들은 순서나 종류를 굳이 따지지 않아도 된다.

운동선수들은 무조건 운동장 몇 바퀴 돌고, 동그랗게 모여서 스트레칭을 하고 본 훈련에 들어간다. 이 말은 즉 웜업은 웜업대로, 스트레칭은 스트레칭대로, 따로 하는 것이 더 기능에 좋기에 예전부터 그렇게 해온 것이다. 그리고 쿨다운 이라고 불리는. 운동을 마친 후 살살 달려주거나 동적인 스트레칭으로 마무리를 짓는 경우가 많다.

정해진 순서는 없다. 이렇게도 해보고 저렇게도 해보자. 각자 주어진 시간도 다르고, 받아들여지는 느낌과 강도도 다를 것이다. 위 방법들을 모두 해보고 스스로 가장 몸이 편안하고 운동 시나 평상시에 컨디션이 좋다면 그것이 나만의 방법이 된다. 하지만 생략은 안 된다. 운동 전에는 무조건 정적이든 동적이든 스트레칭을 해야 한다.

2. 운동을 하지 않는 사람들은 왜 스트레칭을 해야 하는가?

당신이 현재 30대 초중반이라고 가정해보자.
당신은 10대 시절부터 지금까지 자는 시간을 제외하고 가장 많은 시간을 앉아 있거나 걷기만 했을 것이다. 지금 이 책을 들고 그대로 일어나서 몇 걸음 걸어보자. 그리고 느껴보자. 사람이 이동할 수 있는 최소한의 범위만을 움직이기 때문에 전혀 유연성을 필요로 하지 않는다. 걷는 것은 최소한의 이동수단일 뿐이고, 나머지 시간은 대부분 앉아서 보낸다.
심지어 지금 다리도 꼬고 있지 않은가? 지금도 책을 들여다보며 목은 반쯤 앞으로 튀어나오고, 허리는 둥그렇게 말린 상태일 것이다. 허리나 목, 어깨가 뻐근해서 잠깐 몸을 펴기 전까지는 그 상태로 쭉 하루를 보냈을 것이다. 그렇게 쌓인 게 20년이 넘는다. 그것이 당신의 몸이 뻣뻣하게 굳어버린 이유이다. 팔이 부러져서 깁스를 2달 동안 하고 풀면 관절이 굳어 움직이지 않는다. 병원에서는 일정 기간 구부려주고 가동 범위와 유연성 확보를 위한 재활운동을 해준다. 같은 원리이다. 매일매일 굳어버린 내 몸을 구부려주고 다시 내가 움직일 수 있는 범위를 확보해줘야 몸이 굳어버리지 않는다.

위와 같은 문제가 아니더라도 나이가 들어감에 따라 관절이 수명을 다하고, 제 기능을 못하게 되는 것은 당연하다. 얼굴만 안티에이징 할 것이 아니다! 관절 나이도 생각한다면 더 악화되기 전에 체중 유지와 더불어 항상 스트레칭을 해야 한다. 여기서 말하는 체중 유지는 관절에 부담을 덜어 주기 위한 수단이다. 그렇게 관리 잘한 관절은 80세가 돼도 충분히 끄떡없다.

3. 운동을 열심히 하는 사람들은 왜 스트레칭을 해야 하는가?

여기서 알아야 할 점은 유연성과 가동 범위의 차이이다.

유연성의 사전적 의미는 딱딱하지 않고 부드러운 성질 또는 그런 정도. 결론적으로 그 동작을 취할 수 있는 정도를 말한다. 가동 범위란 쉽게 말해 힘을 준 상태에서 움직일 수 있는 범위를 말한다.

물구나무를 예로 들어보자.(11P 사진 참고)
1번과 같은 어깨 유연성을 가지고 있던 사람이 2번 만큼 어깨 유연성을 늘렸다고 가정해 보자. 그렇다고 단번에 4번처럼 일자로 물구나무를 설 수는 없다. 대부분 3번처럼 어깨가 닫혀 있을 것이다. 이처럼 체중을 지탱할 힘을 주면서 어깨를 늘려야 비로소 가동 범위가 좋아졌다고 말할 수 있다.

운동하는 사람들은 결국 넓은 가동 범위를 쓰고 싶어 한다. 그러나 유연성과 가동 범위는 어느 정도 같이 갈 수밖에 없다. 유연성이 부족한 상태에서 넓은 가동 범위를 쓰려는 욕심에 무리하게 운동하면 한끗 차이로 부상을 당하게 된다.

자동차 문을 예로 들어보자. 자동차 문은 보통 약 70도까지 열리도록 설계되었다. 그런데 큰 짐을 차에 싣고 싶어서 힘을 주어 문을 90도까지 꺾어 버리면? 그것은 열렸다고 할 수 없고, 부서져서 고장 난 것이다. 자동차 문은 각도를 고정시켜서 그 이상 절대 안 움직이도록 세팅되었지만, 사람의 관절은 어느 정도 노력하면 조율이 된다. 그것이 유연성 스트레칭을 통한 가동 범위 확보라고 보면 된다.

나는 그저 빨리 몸만 만들고 싶다? 그래서 그냥 무작정 운동만 주구장창 한다? 최대한 큰 범위를 움직인다? 그러면 지금 내 가동범위는 70도인데 90도까지 꺾어버려서 고장 나게 되고, 그게 바로 부상이다. 시간을 두고 천천히 유연성 스트레칭을 하고, 운동도 조금씩 늘려가며 가동 범위도 함께 늘려주는 것이 다치지 않고 운동할 수 있는 방법이다. 또한 스트레칭은 근육의 긴장감을 해소하고 회복에 도움을 준다.

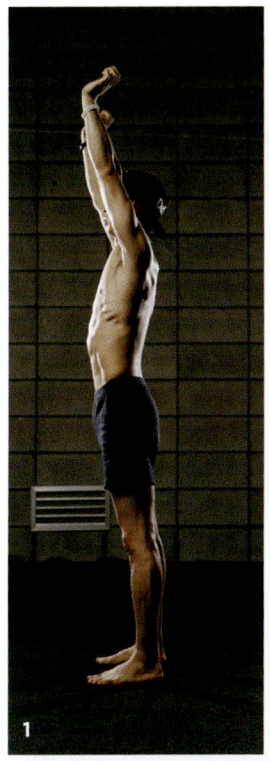
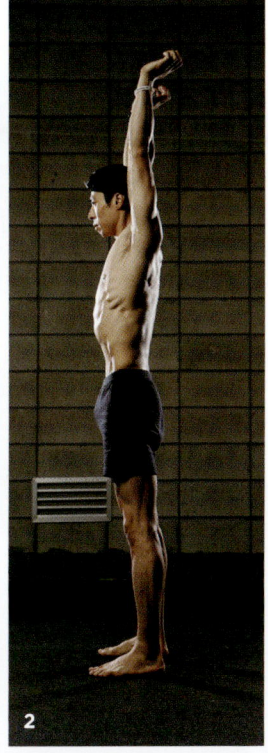
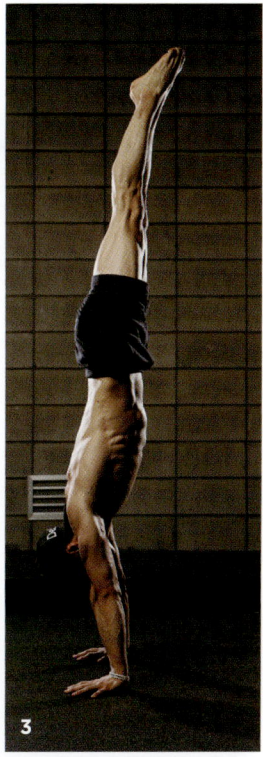
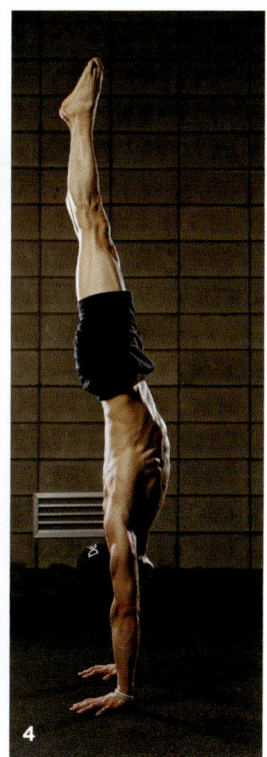

1-2. 힘을 주지 않은 상태에서 어깨를 늘리는 건 유연성
3-4. 힘을 준 상태에서 어깨를 늘리는 건 가동성
5. 단순히 다리를 찢는 것은 유연성
6. 다리를 찢은 상태에서 체중을 버티는 건 가동성

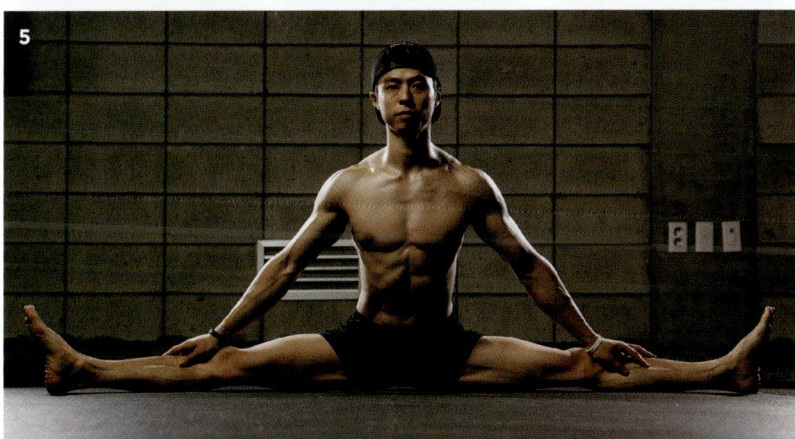

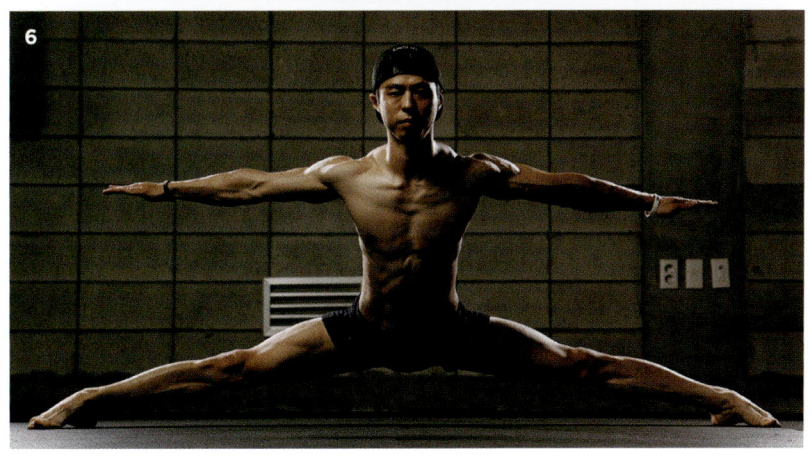

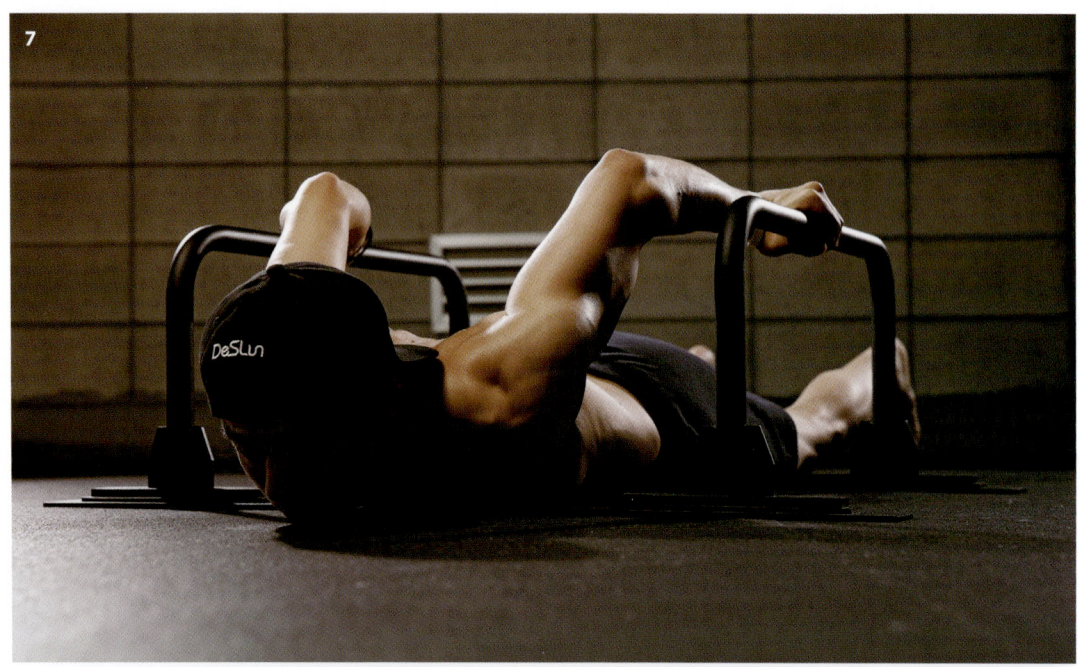

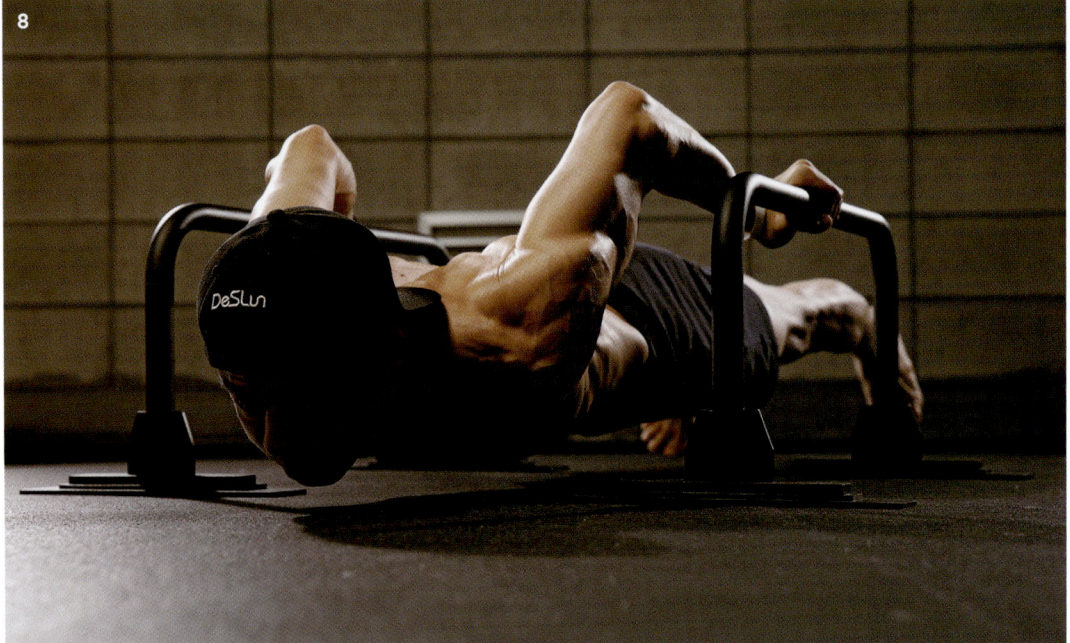

7. 어깨가 늘어나 있는 상태는 유연성
8. 어깨가 늘어난 상태로 버틸 수 있는 건 가동성

Fact Check 3
왜 남자들은 스트레칭을 등한시하는가?

즉각적이고 소름끼치는 시각적인 효과가 없어서이다. 거울에 드러나는 강한 근육에만 초점을 두고 운동을 한다는 말이다.

현대인들이 운동을 하는 가장 큰 이유는 다이어트이다. 스트레칭은 어느 정도 혈액 순환을 돕고 몸의 컨디셔닝을 돕기는 하지만. 획기적인 몸의 변화를 일으키기 힘든 것이 사실이다.

남성들에게는 스트레칭이란 단어가 생소할 수도 있다. 정보는 방대하지만 정리되어 있는 정보를 찾기 쉽지 있다. 간혹 스트레칭 영상이나 기타 콘텐츠가 있지만. 수박 겉핥기식 동작들이 많다. 결론은 믿을만한 콘텐츠가 없다는 점이다. 우리도 직접 해보고, 느끼며 만들기 전엔 제대로 된 정보를 찾기 힘들었다.

스트레칭을 하면 즉각적인 신체 반응이 동반되며, 후련함보다는 아프고, 기분이 안 좋을 수도 있다. 유연성을 지속하거나 그 범위를 늘리기 위해서는 이러한 통증이나 고통을 감수해야 하는데. 이런 점 때문에 스트레칭을 외면하는 이가 많다. 스트레칭 없이 운동하다 다쳐보고, 운동을 오랜 기간 못하여 몸도 정신도 망가져본 나이기에 말할 수 있다. 유연해지면 부드럽게 돌아감이. 내 움직임이 자유로울 수 있음이 얼마나 기분 좋은 것인지 느껴본 사람만이 안다.

남자들은 유연하지 않아도 지금 당장 운동하는 데 큰 문제가 없다고 생각한다.
물구나무 푸시업을 한다고 가정해보자. 지금의 나는 푸시업을 힘겹게 하는 상태인데 무작정 물구나무 푸시업을 도전한다면 100% 손목에 무리가 갈 것이다. 물구나무 푸시업이 아니더라도 맨몸운동에서는 관절의 유연성이 많은 영향을 끼친다. 스트레칭으로 유연성을 늘려 놓지 않은 상태에서 강한 동작을 연습한다면 무조건 부상이다. 스트레칭을 하지 않아도 본인이 얻고자 하는 결과를 얻을 수 있다고 자신하는가? 그렇게 얻은 건강은 무너질 확률도 분명이 존재한다는 것을 잊지 말자.

contents

프롤로그　004
추천사　006
스트레칭 팩트 체크!　008

Part 1.
상체 UPPER BODY

Chapter1 목
01 목 돌리기　020
02 목 앞 늘리기　021
03 목 뒤 늘리기　022
04 목 옆 늘리기(왼쪽·오른쪽)　023

Chapter2 어깨
동적 스트레칭
01 팔꿈치 접어 손 어깨 놓고 크게 돌리기　026
02 팔 앞뒤로 크게 돌리기　027
03 팔 교차하며 돌리기　028
04 숄더 로테이션(앞)　029
05 숄더 로테이션(옆)　030
06 엎드려 팔 들어 원 그리기　031

정적 스트레칭
07 한 팔 뻗고 한 손으로 당기기　033
08 한 팔 굽혀 머리 뒤로 넘겨 아래로 당기기　034
09 한 손 등 뒤에 놓고 팔꿈치 당기기　036
10 한 손 허리에 대고 팔꿈치 앞으로 당기기　037
11 양팔 등 뒤에서 팔꿈치 당기기　038
12 몸 뒤로 깍지 껴서 팔 뻗고 위로 들기　039
13 양손 바닥 짚고 엉덩이 앞으로 나가기　040
14 엎드려 팔 옆으로 뻗고 어깨 앞쪽 늘리기　042

Chapter3 등
01 양손으로 광배 안고 당기기　046
02 한발 뻗어 깍지 끼고 등 늘리기　047
03 양손 바닥에 대고 몸 틀기　048

Chapter4 가슴
01 가슴 내밀며 양팔 벌려 뒤로 움직이기　052

Chapter5 손목·팔
01 당겨서 손목 늘리기　056
02 바닥에 손 짚고 손목 스트레칭　058
03 주먹 쥐고 손목 꺾기　061
04 손목 돌리기　062
05 손 뻗고 잼잼　063
06 손가락으로 버티기　065
07 손바닥 푸시업　066
08 손목 푸시업　067

Chapter6 상체와 몸통 전체 스트레칭
01 양손 바닥 짚고 어깨, 허리 누르기　070
02 리버스 플랭크　072
03 날개뼈(견갑골) 푸시업　074
▶ 상체 스트레칭 프로그림(QR코드)　075

Part 2.
몸통 TORSO

Chapter1 복근·허리
동적 스트레칭
01 고양이, 소 자세　080

02 누워서 골반 전방경사 후방경사　081

정적 스트레칭
03 와이드 스쿼트 허리 트위스트　082
04 서서 허리 트위스트　083
05 앉아서 한 다리 허벅지에 올리고
　 무릎 누르며 허리 트위스트　084
06 앉아서 한 다리 꼬고 허리 트위스트　085
07 서서 허리 받치고 뒤로 눕기　086
08 복근 늘리기(코브라 자세)　087
09 엎드려서 양손 발등 잡고 업(활 자세)　089
10 무릎 꿇고 뒤로 젖히기(낙타 자세)　090
11 백브릿지(후굴)　091
12 누워서 다리 머리 위로 넘기기(쟁기 자세)　093

Chapter2 옆구리
01 양손 머리 뒤 깍지 끼고 좌우로 늘리기　096
02 한쪽 발 옆으로 뻗고 앉아 옆으로 숙이기　097
03 사이드 플랭크 지세에서 축 늘어지기　098
▶ 몸통 스트레칭 프로그램(QR코드)　099

Part 3.
하체 LOWER BODY

Chapter1 골반 (엉덩이)
동적 스트레칭
01 서서 한쪽 다리 들고 골반 돌리기　104
02 서서 다리 뻗어 옆으로 크게 흔들기　105
03 누워서 무릎 접고 한 발씩 당기기　106
04 누워서 다리 꼬고 잡아당기기　107
05 한 발 옆으로 뻗고 앉아 앞으로 숙이기　108
06 앞으로 다리 접고 뒤로 발등 대고 숙이기　109

07 한쪽 다리 90도 접어 골반 누르기(엉덩이 늘리기)　110
08 양발 옆으로 뻗어 각도별 누르기　111
09 양발 뻗어 앞으로 숙이기(팬케이크)　112
10 무릎 접어 발끝 붙이고 바닥으로 누르기(나비 자세)　113
11 무릎 꿇고 넓게 벌리기　114

Chapter2 허벅지 뒤쪽 (햄스트링)
01 누워서 한 다리 뻗어 당기기　118
02 한 발 앞으로 뻗고 몸 앞으로 숙이기　119
03 양발 곧게 뻗어 몸 앞으로 숙이기(체전굴)　121
04 앉아서 양발 앞으로 뻗어 몸 앞으로 숙이기(좌전굴)　122

Chapter3 허벅지
01 옆으로 누워서 한쪽 다리 잡고 허벅지 늘리기　126
02 한쪽 무릎 꿇고 앉아 발목 잡아 허벅지 늘리기　127
03 무릎 꿇고 엉덩이 바닥에 대고 허벅지 늘리기　128

Chapter4 종아리·발목
01 한쪽 다리 뻗고 발끝 몸으로 당기기　132
02 발목 늘리기(앞쪽·안쪽·바깥쪽)　133

Chapter5 다리 찢기
01 앞뒤로 다리 찢기(프론트 스플릿)　136
02 양옆으로 다리 찢기(사이드 스플릿)　137
03 다리 찢기 전·후 마사지하기　138
▶ 하체 스트레칭 프로그램(QR코드)　139

부록
운동 전·후 간단한 스트레칭　140
턱걸이에 도움이 되는 스트레칭　140
푸시업에 도움이 되는 스트레칭　141

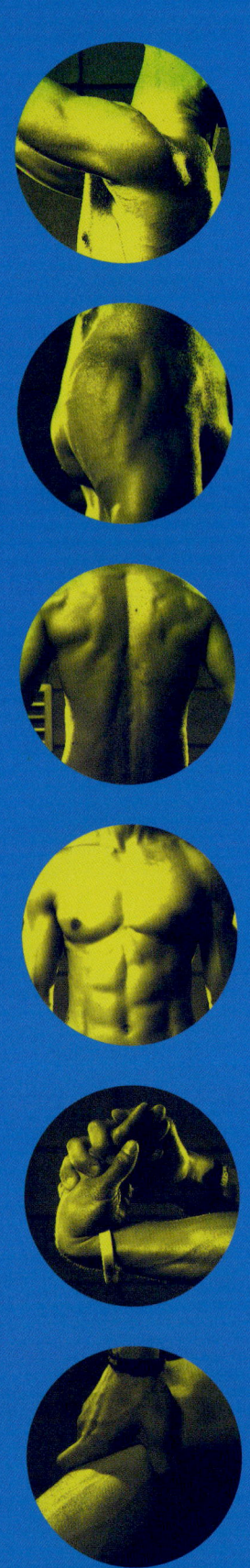

1

UPPER BODY
상체

현대인의 잘못된 자세로 인해 두드러지게 나타나는 증상은 목이 앞으로 빠지는 거북목 증후군과 어깨가 앞으로 말리는 라운드 숄더가 있다. 요즘은 컴퓨터와 스마트폰의 과도한 사용으로 손목터널 증후군을 호소하는 사람이 증가하고 있다. 이번 파트는 그런 증상들을 완화시키고, 통증을 사전에 미리 예방할 수 있는 동작들을 소개한다.

운동을 하는 사람들에게는 어깨 관절의 부상 방지와 날개뼈 가동 범위 확보에 효과가 좋은 동작들이다. 날개뼈 가동 범위가 좋아지면 턱걸이를 하거나 등 운동을 할 때 움직일 수 있는 범위가 넓어져 근육을 만드는 데 큰 이점이 있다. 그리고 운동할 때 근육이 긴장하게 되면 승모에 과도한 힘이 들어가 뭉치는 경우가 많은데 목 스트레칭은 뭉친 근육을 풀어주는 효과가 있다.

upper body
01

neck
목

사람들은 목 스트레칭만 잘해도 두통, 어깨 결림, 근육통 등 통증이 많이 줄어든다는 것을 분명히 알고 있다. 그러나 실제로 잘 하지 않는다. 목은 허리와 마찬가지로 디스크가 존재하고, 그로 인해 복잡한 구조로 되어 있어 굳고 경직되면 여러 통증을 동반한다. 목 스트레칭은 의자에 앉아서 언제든지 할 수 있으므로 뭉쳐 있는 승모근을 자주 풀어주어 통증을 예방하고, 완화해주자.

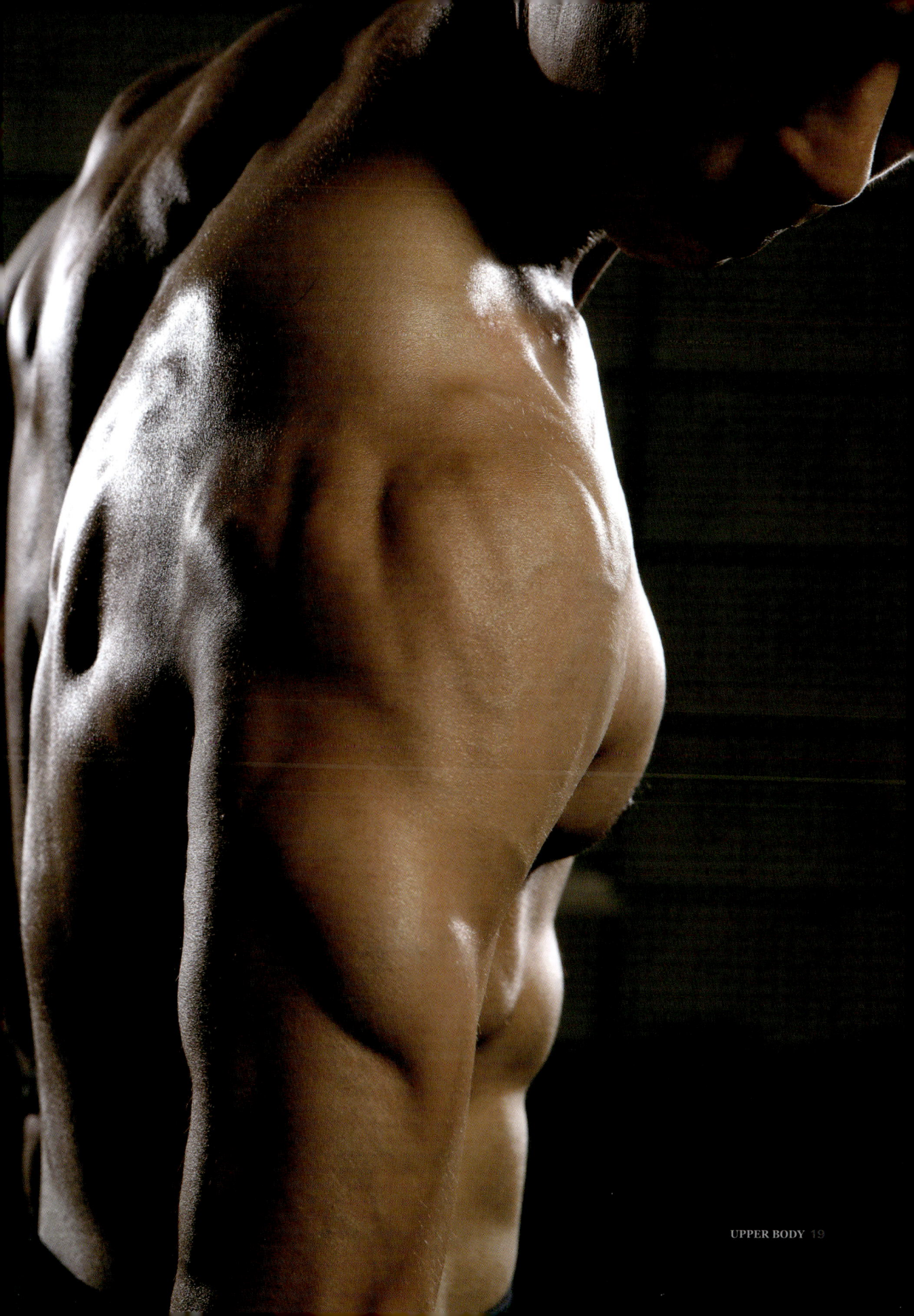

UPPER BODY • neck

01

목 돌리기

T 한 바퀴 3초 이상
N 각 방향 5바퀴 이상

notice 목을 돌릴 때 허리가 틀리거나 몸이 목을 돌리는 방향으로 따라가지 않게 한다. 또한 어깨가 목을 따라 올라오지 않도록 주의한다.

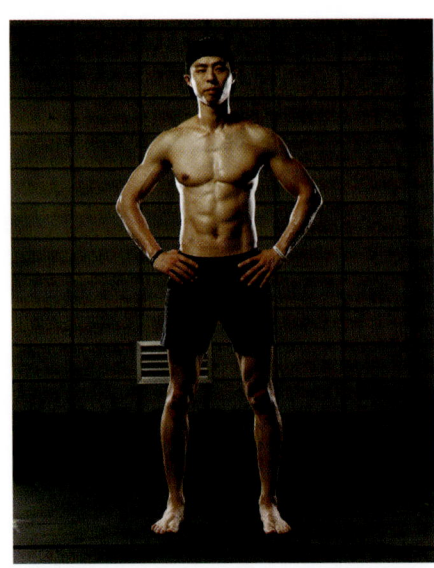

1 양발을 어깨너비로 벌리고 바로 서서 양손은 허리에 얹는다.

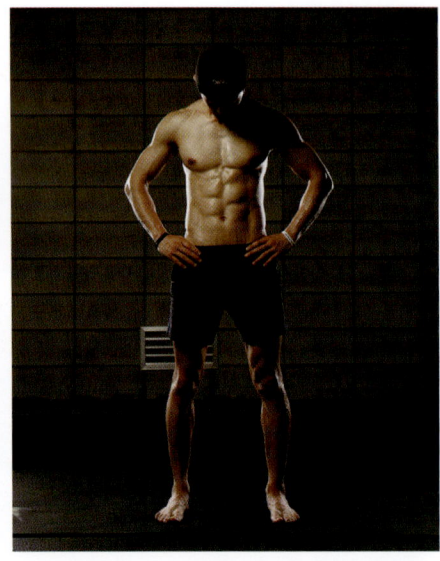

2 온몸을 곧게 펴고 고개를 앞으로 숙인다. 이때 목 뒤가 최대한 늘어나야 한다.

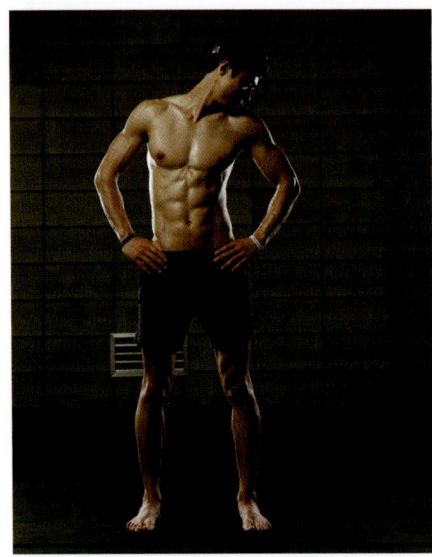

3 시계 방향으로 최대한 크게 원을 그리며 목을 돌린다. 이때 아주 천천히 가능한 큰 범위로 움직인다.

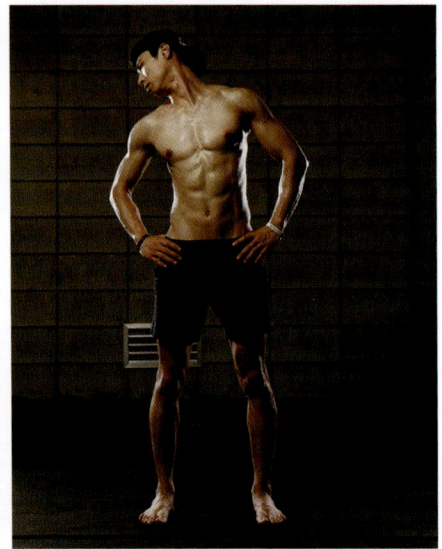

4 최소 5바퀴 이상 돌린 후, 같은 방법으로 시계 반대 방향으로도 돌린다.

UPPER BODY • neck
02
목 앞 늘리기

⏱ 최소 20초 이상 버티기   **notice** 허리가 과도하게 꺾이지 않게 한다.

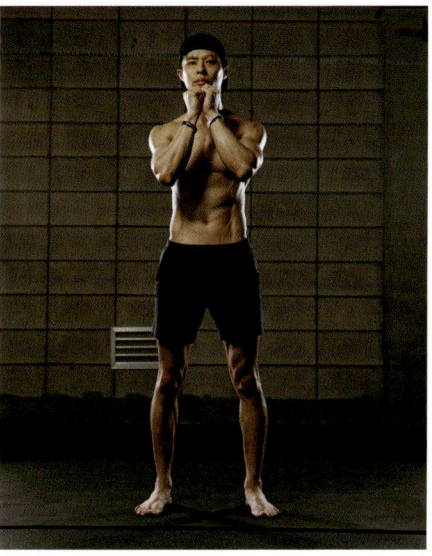 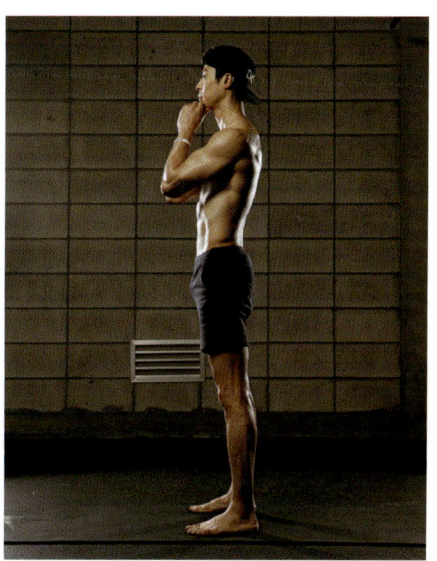

1 양발을 어깨너비로 벌리고 바로 서서 양손의 엄지로 턱 밑을 받쳐준다. 목이 앞으로 나오지 않도록 몸은 곧게 편 자세를 유지한다.

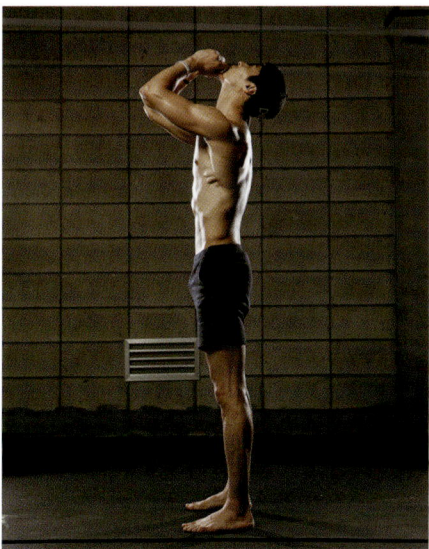

2 목 앞쪽이 최대한 늘어날 수 있도록 손으로 턱을 들어 올린다.

UPPER BODY • neck
03 목 뒤 늘리기

⏱ 최소 20초 이상 버티기   **notice** 머리를 누를 때 등이 굽지 않도록 주의한다.

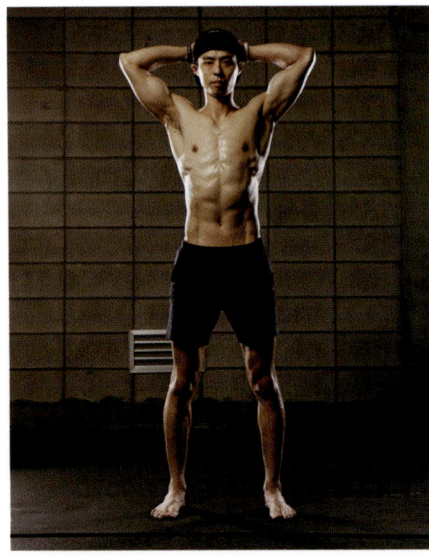 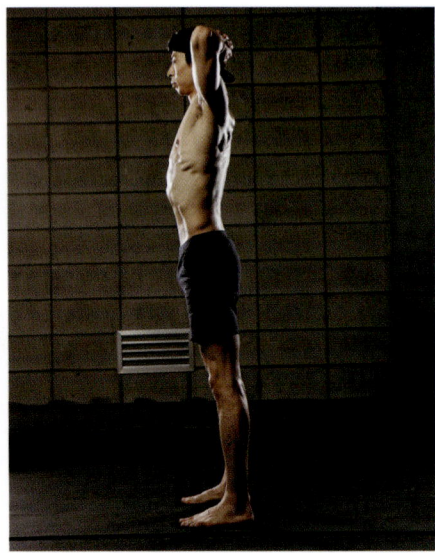

1 양발을 어깨너비로 벌리고 바로 서서 양손을 깍지 끼어 머리 뒤에 올린다. 목이 앞으로 나오지 않도록 몸은 곧게 편 자세를 유지한다.

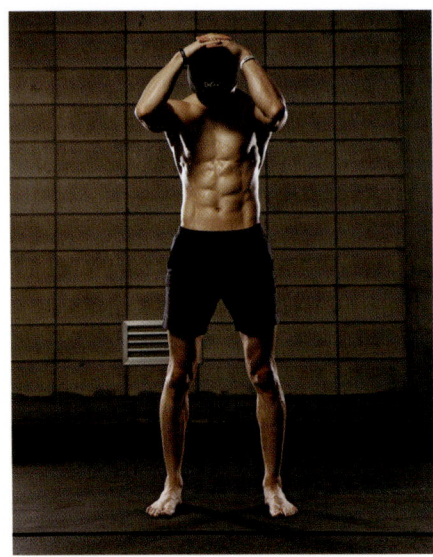 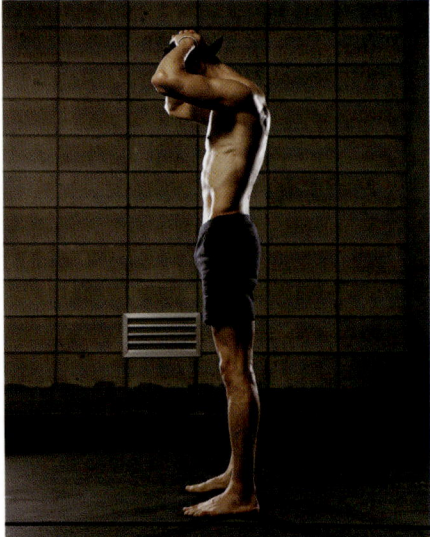

2 목을 아래로 숙인 뒤, 목 뒤가 좀 더 늘어날 수 있도록 양손에 힘을 주어 머리를 누른다. 역시 몸은 곧게 편 자세를 유지한다.

UPPER BODY • neck

04

목 옆 늘리기 (왼쪽·오른쪽)

⏱ 최소 20초 이상 버티기

notice 목을 늘려줄 때 반대쪽 어깨가 따라 올라오지 않도록 어깨를 최대한 내린다.

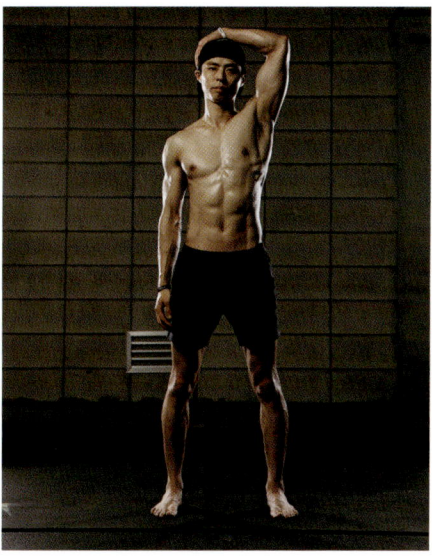

1 양발을 어깨너비로 벌리고 바로 서서 왼손으로 오른쪽 관자놀이 쪽을 잡는다.

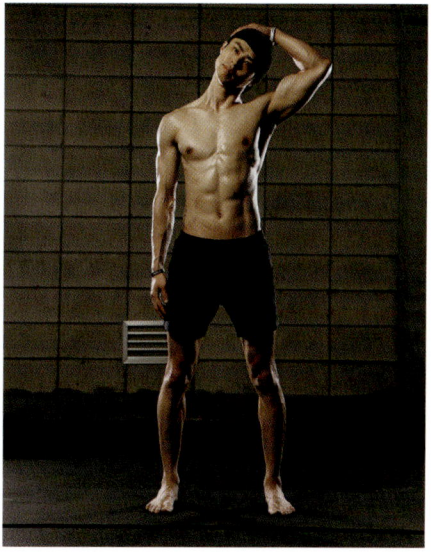

2 머리를 왼쪽으로 숙인다. 머리를 잡은 손에 힘을 주어 목 오른쪽이 늘어나는 걸 느끼며 좀 더 아래로 당겨보자.

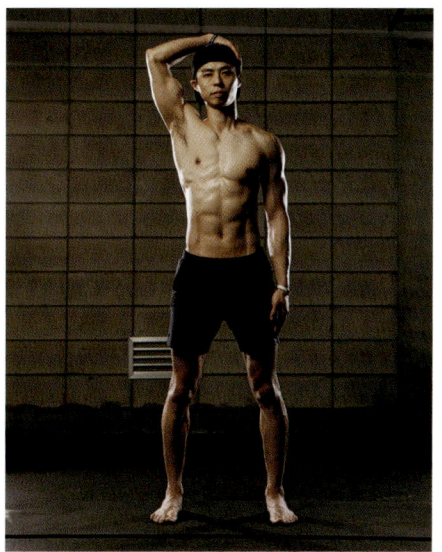
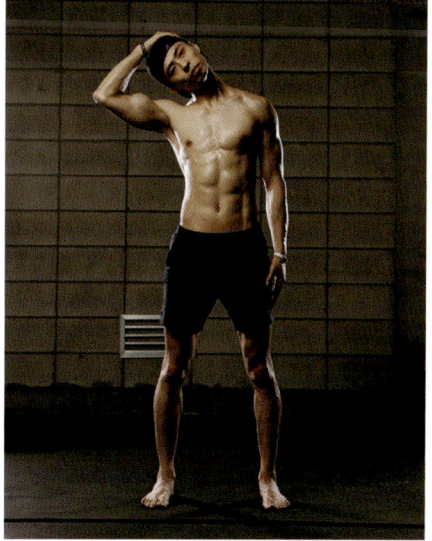

3 바로 선 상태에서 이번엔 반대 방향으로 오른손으로 왼쪽 관자놀이 쪽을 잡고, 머리를 오른쪽으로 숙인다. 머리를 잡은 손에 힘을 주어 목 왼쪽이 늘어나는 걸 느끼며 좀 더 아래로 당겨보자.

upper body
02

shoulder
어깨

어깨는 상체에서 부상 위험이 가장 높은 부위라고 해도 과언이 아니다. 오십견이나 어깨충돌 증후근 같은 어깨 관련 통증을 예방하고, 운동할 때 부상을 당하지 않으려면 꾸준히 스트레칭을 해야 한다.
다음에 나오는 스트레칭으로 어깨를 잡고 있는 회전근개(극상근, 극하근, 견갑하근, 소원근)이 부드럽게 움직일 수 있도록 만들어보자. 특히 물구나무 서기 같은 어깨를 많이 사용하는 동작을 목표로 한다면 반드시 해야 한다.

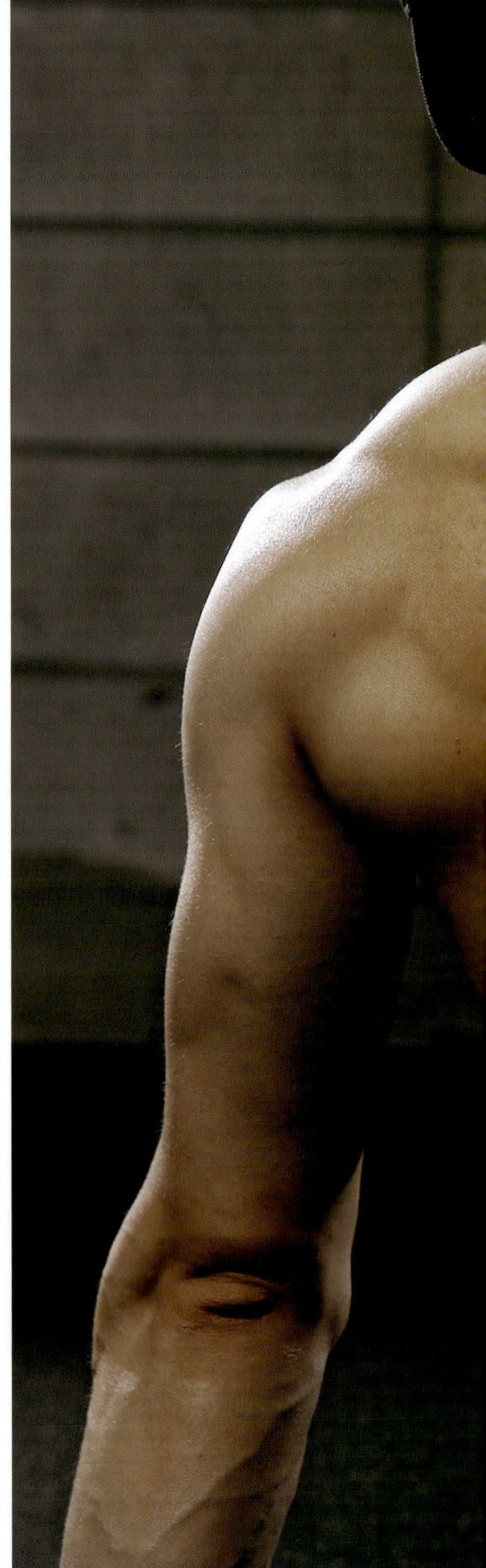

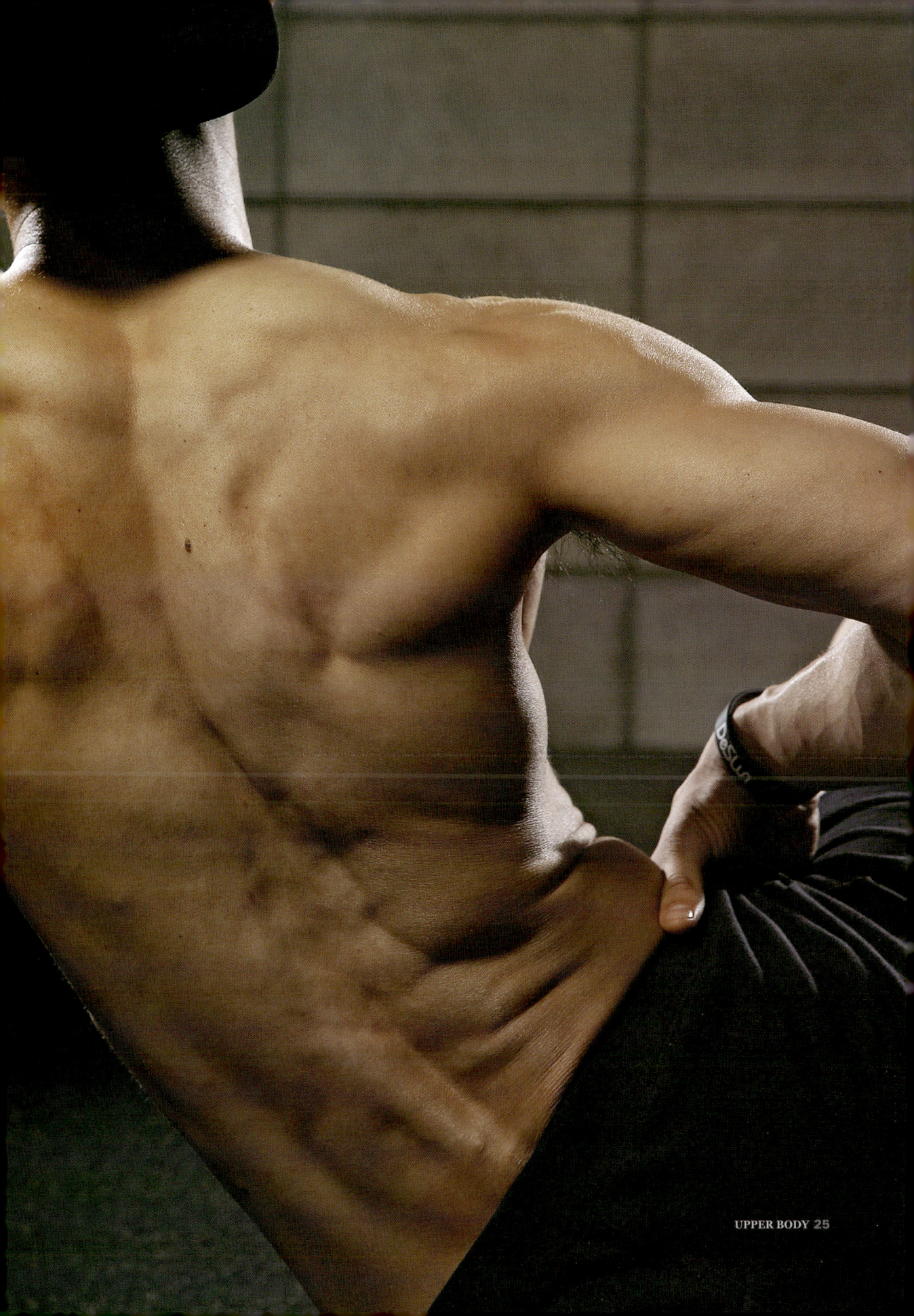

UPPER BODY · shoulder
01
팔꿈치 접어 손 어깨 놓고 크게 돌리기

T 한 바퀴 3초 이상
N 각 방향 5바퀴 이상

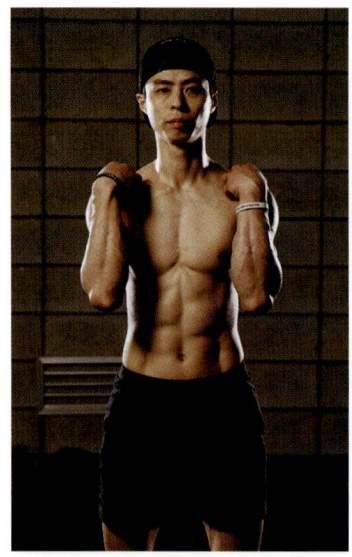
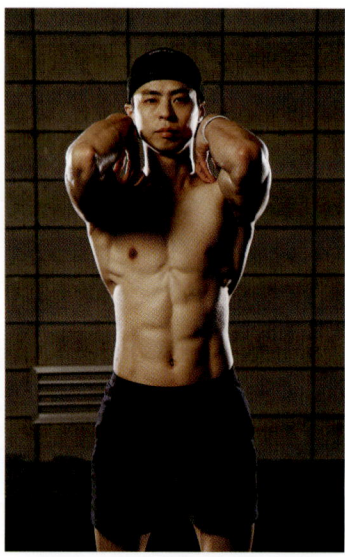
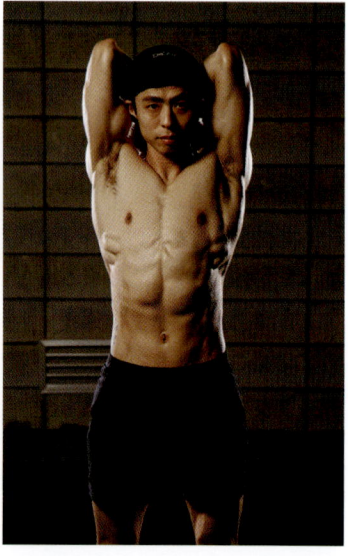

1 양발을 어깨너비로 벌리고 바로 서서 양 손 끝을 어깨 위에 올려놓는다.

2 팔꿈치 사이가 최대한 벌어지지 않도록 11자 상태를 유지하며 위로 올린다.

3 팔의 안쪽이 귀를 스친다고 생각하며 뒤로 넘긴다.

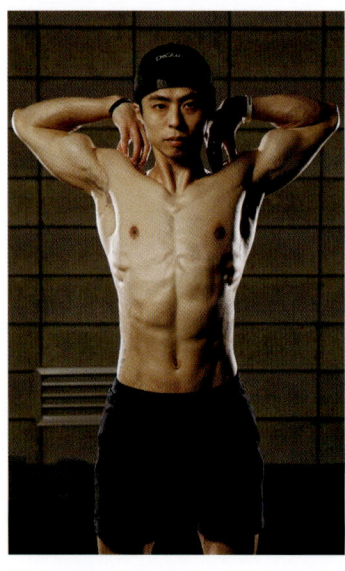
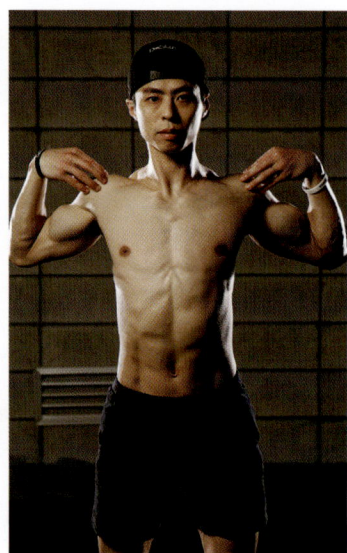
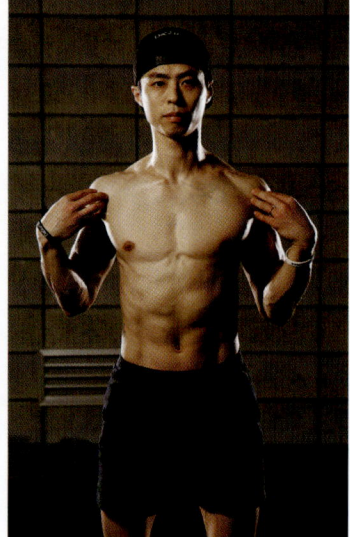

4 팔꿈치로 크게 원을 그린다고 생각하며 돌리고, 다시 앞쪽으로 돌아와 1번 자세를 취한다. 이번엔 같은 방법으로 뒤에서 앞으로 반대로 돌린다. 자세는 사진의 역순이라고 보면 된다.

UPPER BODY • shoulder

02

팔 앞뒤로 크게 돌리기

- **T** 한 바퀴 3초 이상
- **N** 각 방향 5바퀴 이상

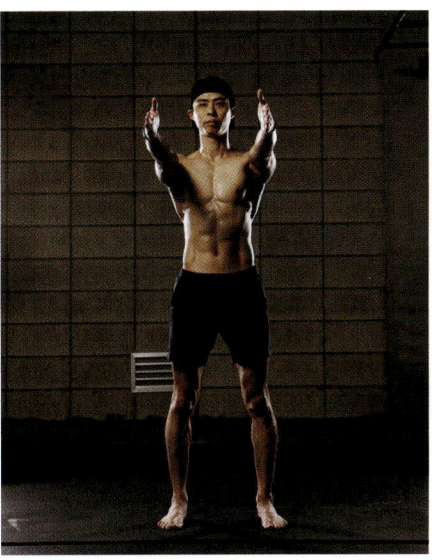

1 양발을 어깨너비로 벌리고 바로 서서 팔을 앞으로 나란히 든다.

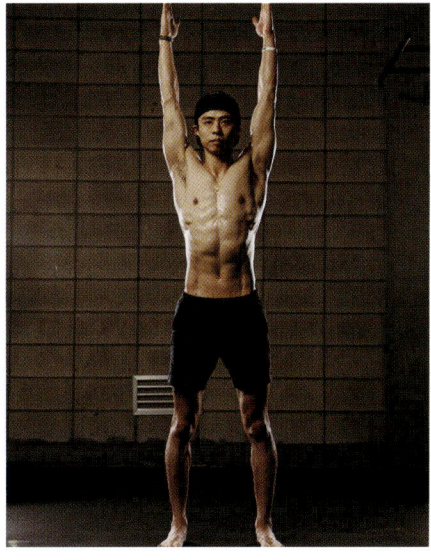

2 팔을 몸에서 최대한 벗어나지 않도록 하며 위로 뻗는다. 몸은 곧게 편 자세를 유지한다.

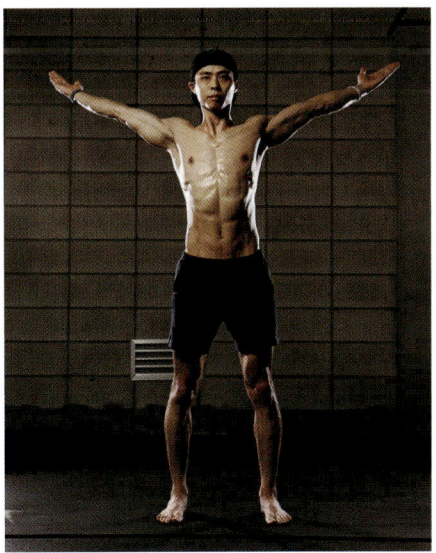

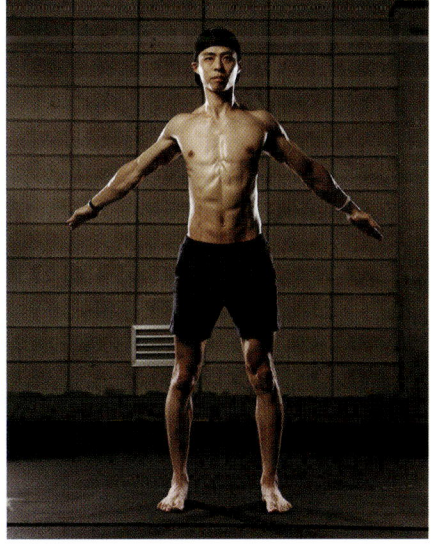

3 팔을 뒤로 천천히 넘기며 손이 자연스럽게 돌아갈 수 있도록 한다. 다시 처음 자세로 돌아와 같은 방법으로 뒤에서 앞으로 반대로 돌린다. 자세는 사진의 역순이라고 보면 된다.

UPPER BODY • shoulder

03

팔 교차하며 돌리기

- **T** 1회 걸리는 시간 4초 이상
- **N** 최소 5회 이상

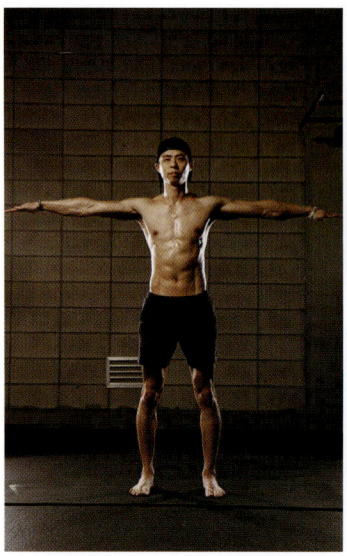

1 양발을 어깨너비로 벌리고 바로 서서, 양팔은 바닥과 수평이 되도록 좌우로 벌린다.

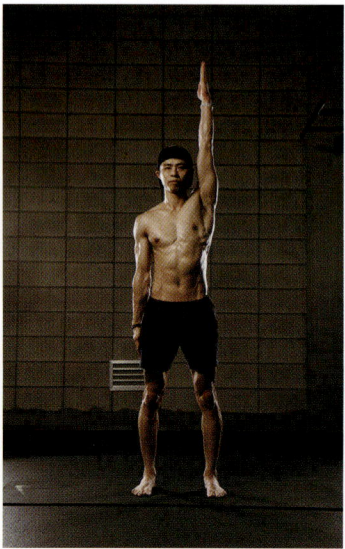

2 손바닥은 몸 쪽을 향하게 하여 왼팔은 귀 옆, 오른팔은 허벅지 옆으로 가게 한다.

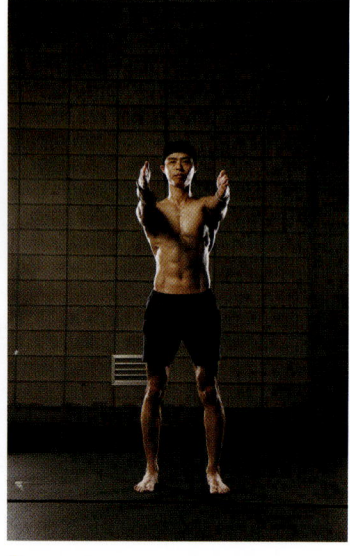

3 왼손은 내리고, 오른손은 올려 몸 앞에서 양손이 교차하며 나란히 오게 한다.

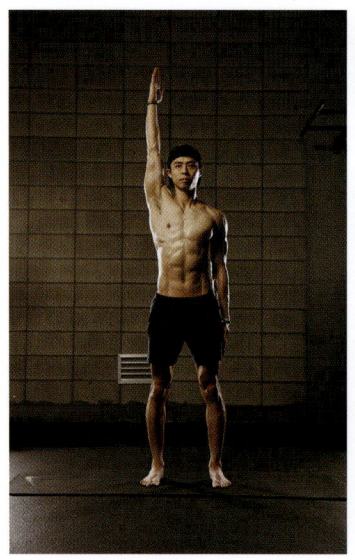

4 팔이 교차한 뒤 오른손은 귀 옆에, 왼손은 허벅지 옆으로 가게 한다.

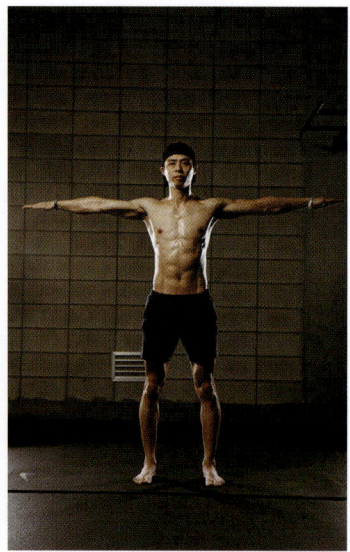

5 손바닥이 바닥을 향하게 수평으로 하여 처음 자세로 돌아온다. 반대 방향도 같은 방법으로 한다.

UPPER BODY · shoulder
04

숄더 로테이션 (앞)

T 1회 걸리는 시간 4초 이상
N 한 팔당 최소 5회 이상

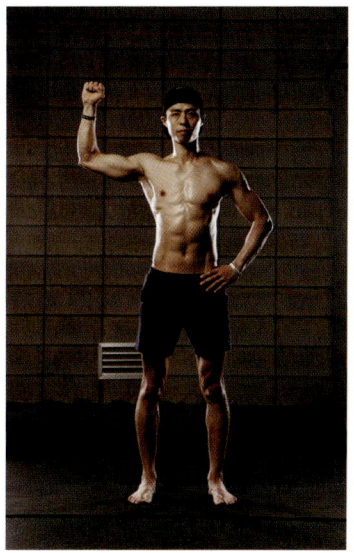
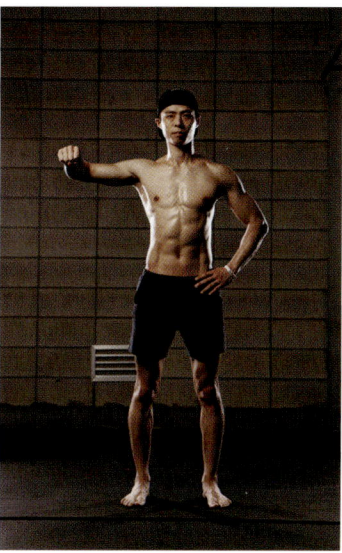
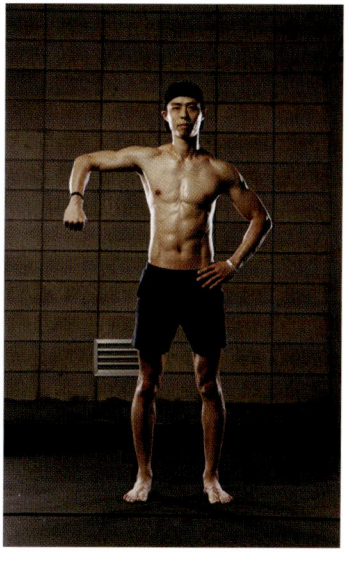

1 양발을 어깨너비로 벌리고 바로 서서 오른쪽 어깨와 팔꿈치는 수평. 팔꿈치와 손목은 수직이 되도록 팔을 구부린다.

2 오른팔의 각도를 유지하며 어깨를 돌려 팔을 아래로 천천히 내린다.

3 어깨가 앞으로 튀어나오거나 올라가지 않는 범위까지만 돌려주자. 반대쪽 왼팔도 같은 방법으로 한다.

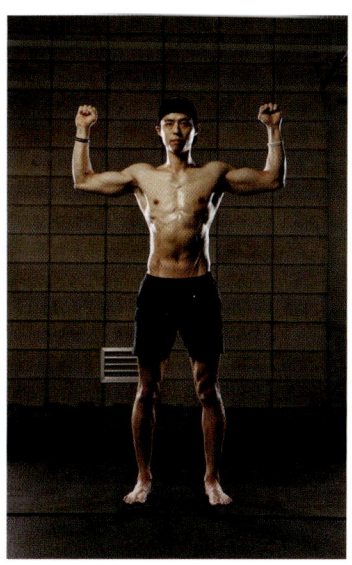
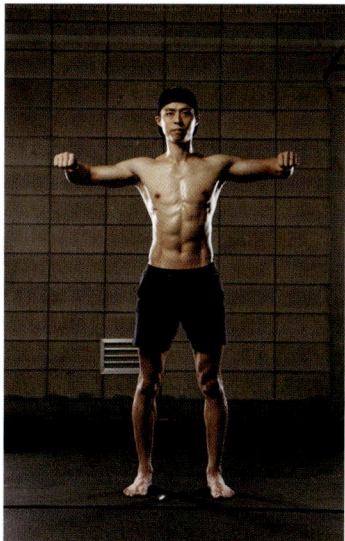
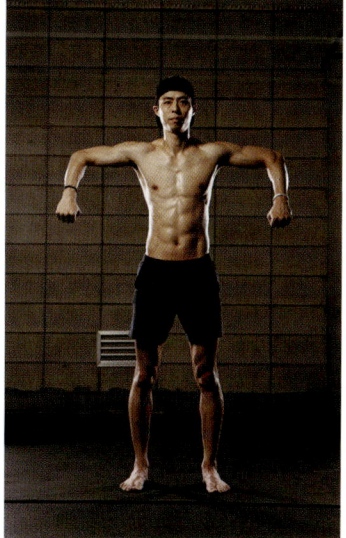

4 한 손씩 하는 게 숙달되면 이번엔 양손을 동시에 앞으로 돌려보자. 양팔의 각도를 유지하며 아래로 천천히 내린다. 마찬가지로 어깨가 앞으로 튀어나오거나 올라가지 않는 범위까지만 돌려준다.

UPPER BODY · shoulder
05

숄더 로테이션 (옆)

- **T** 1회 걸리는 시간 4초 이상
- **N** 한 팔당 최소 5회 이상

notice 날개뼈가 과도하게 움직이지 않도록, 최대한 어깨만 움직인다.

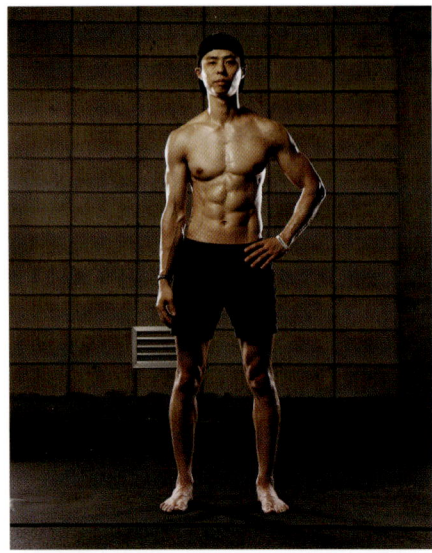

1 양발을 어깨너비로 벌리고 바로 서서 어깨에 힘을 빼고 오른팔은 내리고, 왼팔은 접어 허리에 손을 얹는다.

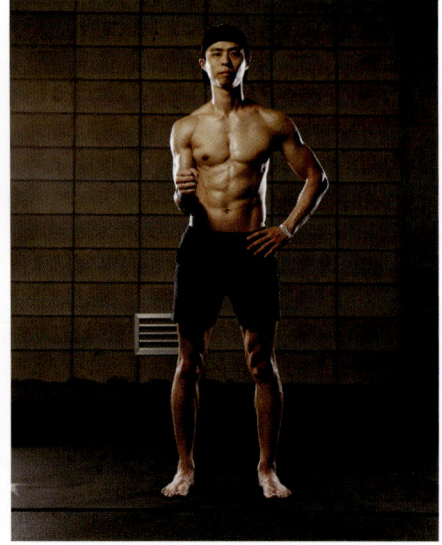

2 오른팔을 앞으로 접어 팔꿈치가 옆구리에 붙도록 자세를 잡는다.

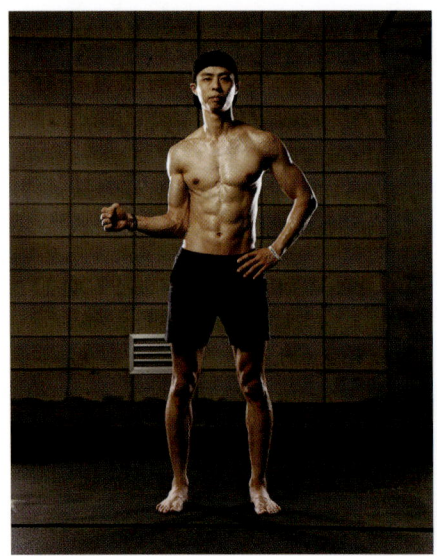

3 접은 팔이 바닥과 수평이 되게 유지하면서 최대한 옆으로 벌린다. 팔꿈치가 옆구리에서 떨어지지 않는 범위까지만 움직인다. 반대편도 같은 방법으로 한다.

UPPER BODY · shoulder
06 엎드려 팔 들어 원 그리기

- T 1회 6~8초 정도로 천천히
- N 최소 5회 이상

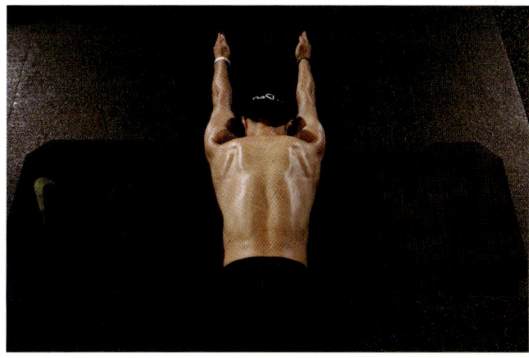

1 양팔을 어깨너비로 벌리고 위로 곧게 뻗어 이마를 바닥에 대고 엎드린다.

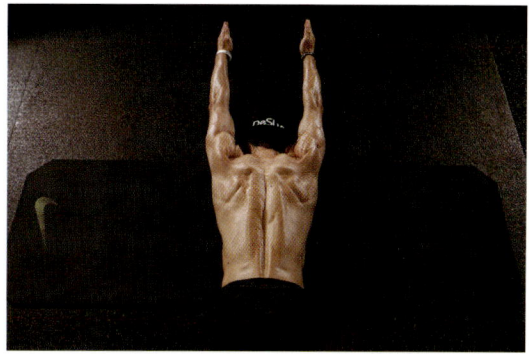

2 엎드린 상태에서 엄지가 위로 향하게 하여 양팔을 최대한 높이 든다. 팔을 구부리지 않도록 주의하자.

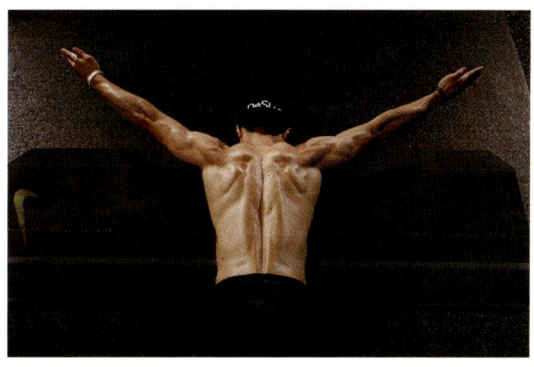

3 양팔을 든 상태에서 손을 멀리 보낸다는 느낌으로 엉덩이 쪽으로 움직여보자.

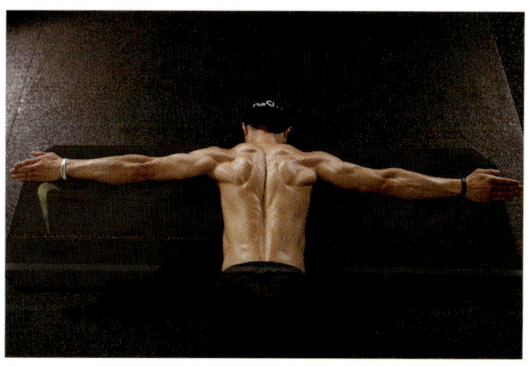

4 팔이 양옆으로 올 때, 손등은 하늘을 향하게 한다.

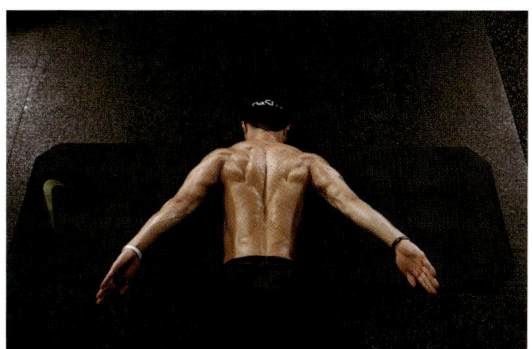

5 팔이 수평을 지나 엉덩이 쪽으로 갔을 때 손을 돌려 손바닥이 하늘을 향하게 한다.

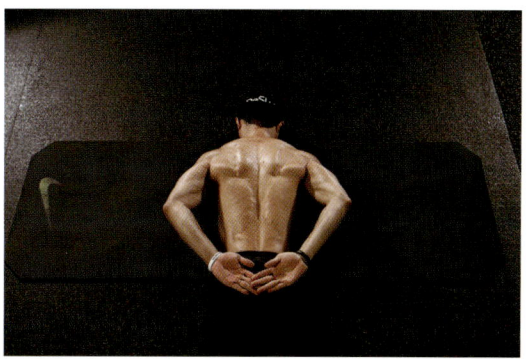

6 손바닥이 하늘을 향함과 동시에 엉덩이 쪽에서 양손을 만나게 한다. 그럼 열중쉬어 자세가 된다. ▶ 뒤에 계속 이어짐

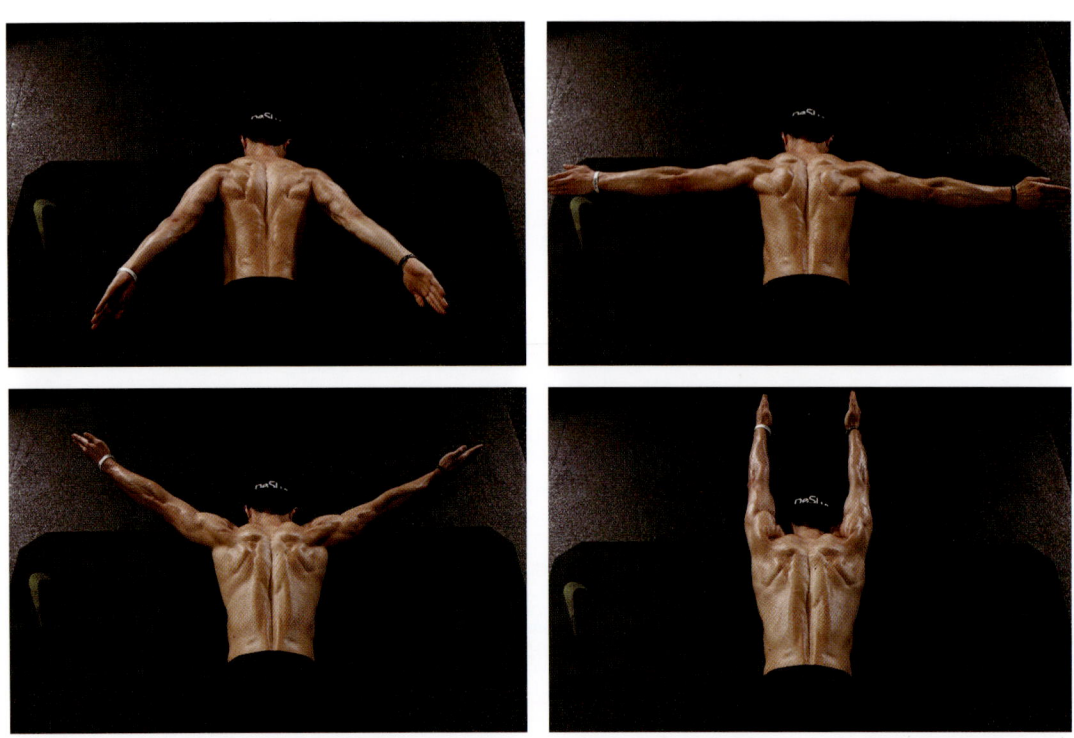

7 잠시 열중쉬어 자세 (6번)로 머무르다 다시 역순으로 팔이 돌아오게 한다. 손이 돌아가는 순간을 주의하며 해보자. 1~7번까지가 1회로 속도가 빨라지지 않도록 천천히 한다.

UPPER BODY · shoulder
07 한 팔 뻗고 한 손으로 당기기

> 최소 20초 이상 버티기

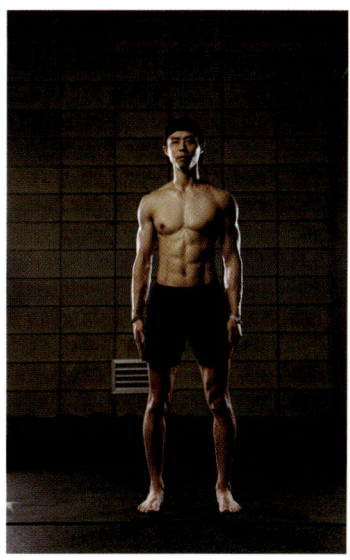

1 양발을 어깨너비로 벌리고 바로 서서 시선은 정면을 본다.

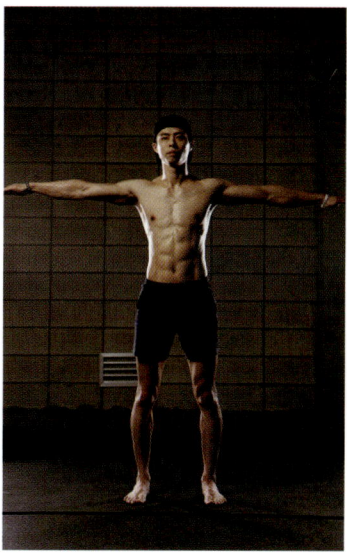

2 양팔을 바닥과 수평이 되도록 좌우로 벌린다.

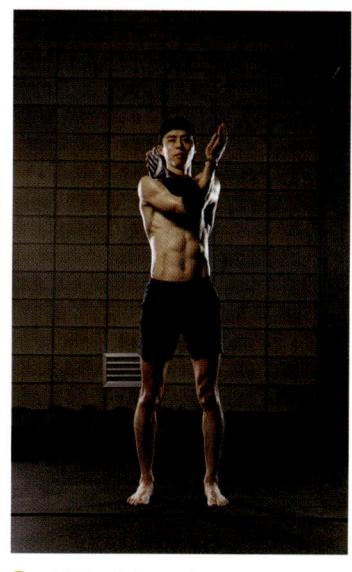

3 오른손 팔뚝으로 왼손 팔꿈치 부분을 걸어준다.

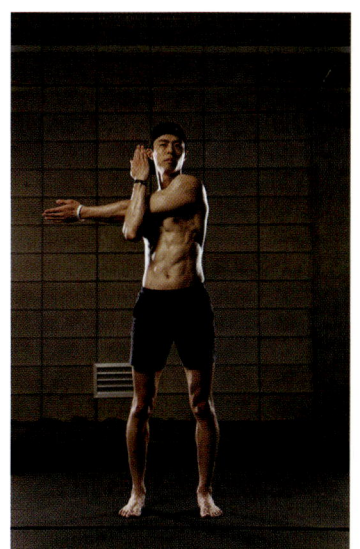

4 오른팔로 왼팔을 왼쪽 가슴으로 강하게 당긴다. 왼팔은 접히지 않고 일자 상태를 유지한다.

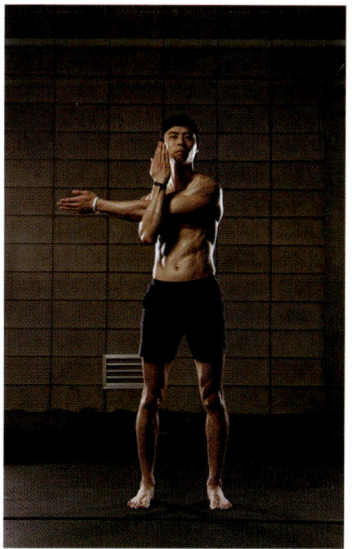

5 왼쪽 어깨가 올라가지 않게 최대한 내리며 왼팔을 강하게 당긴다.

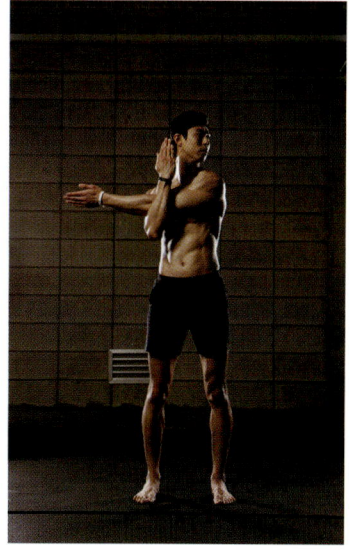

6 자세가 잡혔다면 고개를 왼쪽으로 돌려 목 옆도 함께 스트레칭 한다. 반대편 오른팔도 같은 방법으로 한다.

UPPER BODY · shoulder
08 한 팔 굽혀 머리 뒤로 넘겨 아래로 당기기

T 최소 20초 이상 버티기

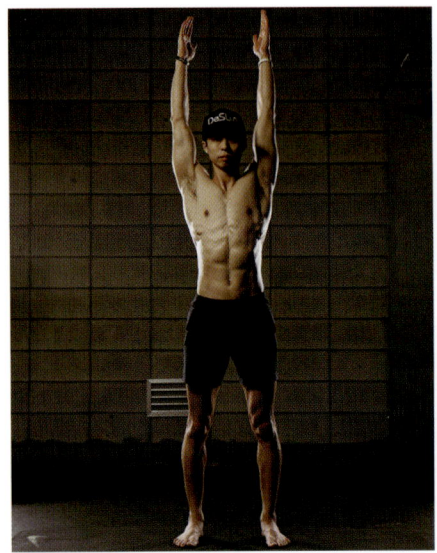

1 양발을 어깨너비로 벌리고 바로 서서 양손을 11자 형태로 위로 든다.

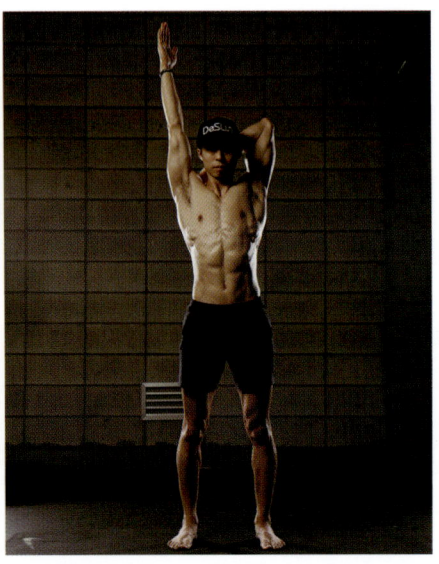

2 오른팔은 그대로 두고, 왼팔만 굽혀 머리 뒤로 넘긴다.

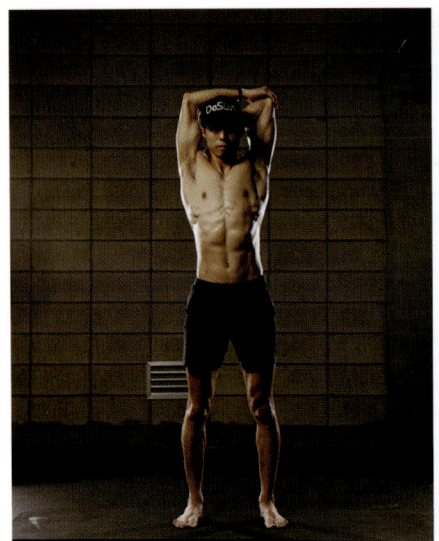

3 오른손으로 왼팔 팔꿈치를 잡는다.

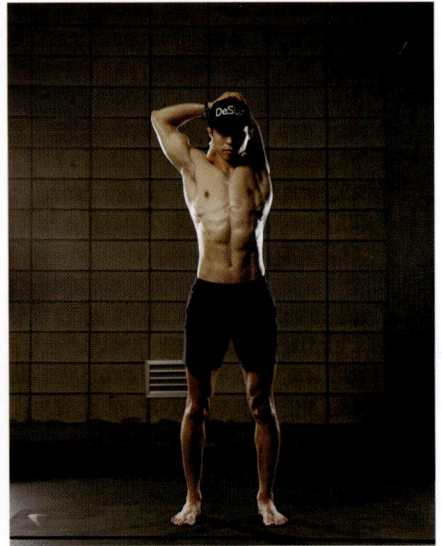

4 오른손으로 왼팔 팔꿈치를 잡아당기면서 눌러 왼손이 아래로 내려가게 한다.

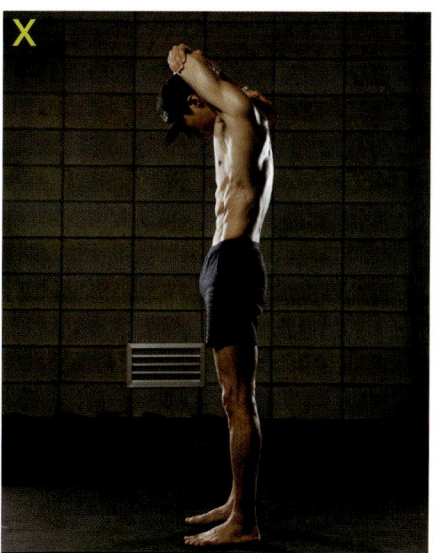
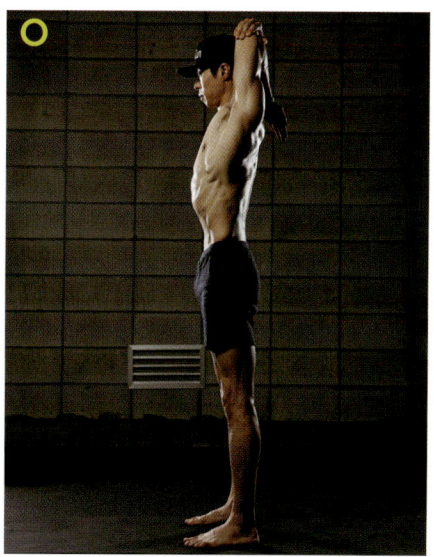

5 팔을 아래로 당기면서 누르면 왼쪽 사진처럼 목이 꺾이는 경우가 많다. 목에 힘을 주어 고개를 뒤로 젖힌다는 생각으로 머리를 세운다.

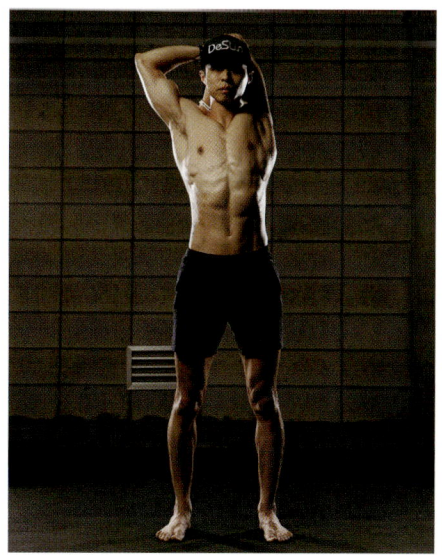
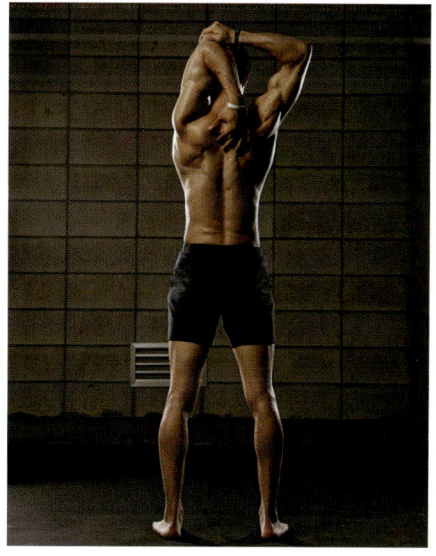

6 그대로 버티며 왼손이 조금 더 아래로 내려갈 수 있도록 해보자. 이때 허리가 꺾이지 않게 주의한다. 반대편 오른손도 같은 방법으로 한다.

UPPER BODY • shoulder
09
한 손 등 뒤에 놓고 팔꿈치 당기기

T 최소 20초 이상 버티기

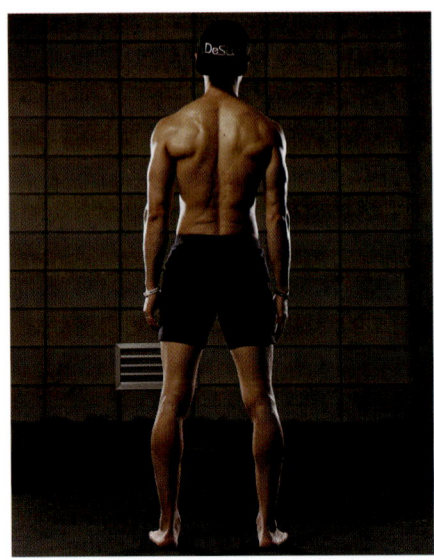

1 양발을 어깨너비로 벌리고 바로 서서 시선은 정면을 본다.

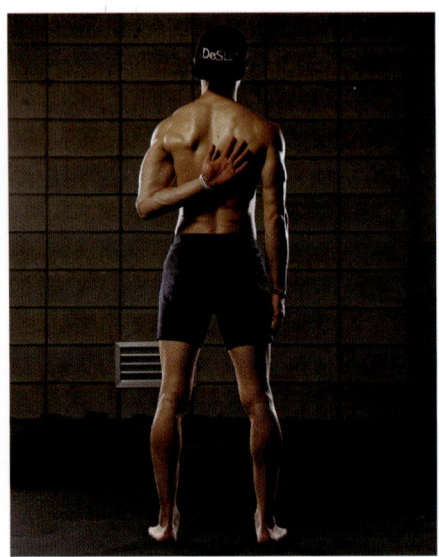

2 왼팔은 구부려 손등을 허리 위쪽에 둔다.

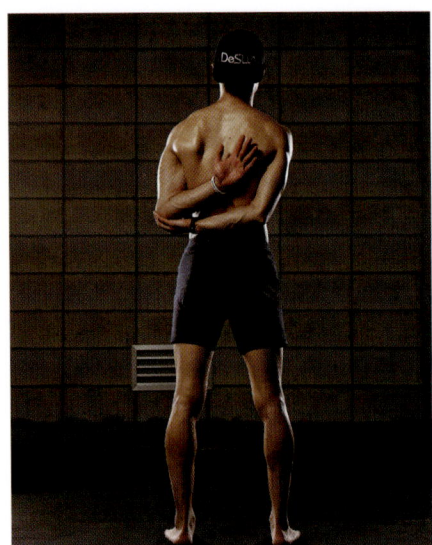

3 오른손을 뒤로 하여 왼쪽 팔꿈치를 잡는다. 팔꿈치가 잡히지 않는다면 아래쪽 팔뚝 부분을 잡고 해보자.

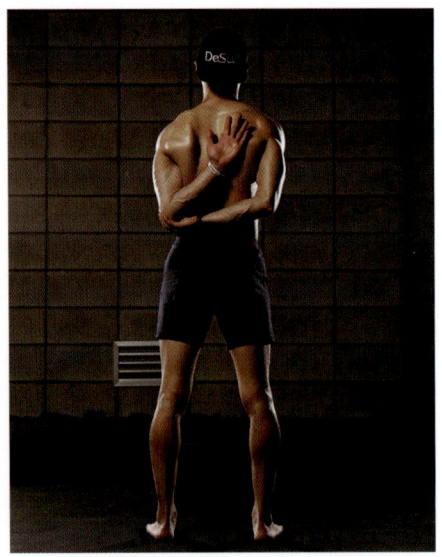

4 허리는 바로 세우고 오른손으로 왼쪽 팔꿈치를 당긴다. 이때 왼손은 왼쪽 날개뼈 쪽을 향하도록 노력하자. 반대편 오른손도 같은 방법으로 한다.

UPPER BODY · shoulder
10
한 손 허리 뒤에 놓고 팔꿈치 앞으로 당기기

▶ 최소 20초 이상 버티기

1 양발을 어깨너비로 벌리고 바로 서서, 왼팔은 구부려 손등을 허리에 댄다.

2 오른손을 앞으로 하여 왼쪽 팔꿈치를 잡는다.

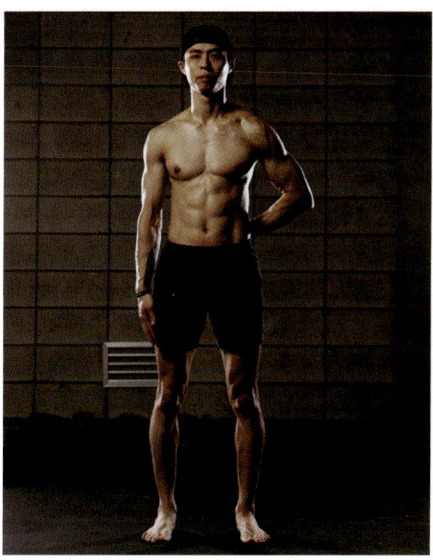

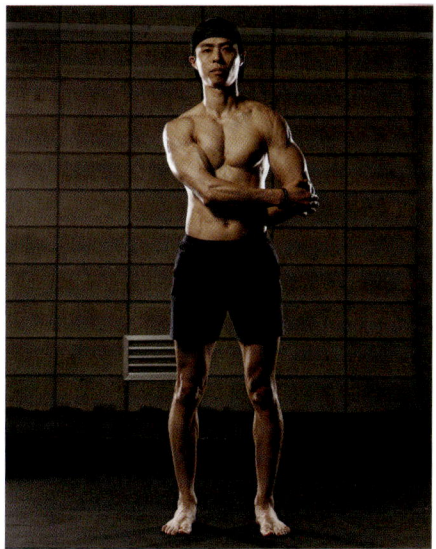

3 비틀어진 허리를 바로 세우며 오른손으로 왼팔을 앞으로 당긴다. 허리 뒤에 놓인 왼손이 떨어지지 않도록 주의한다.

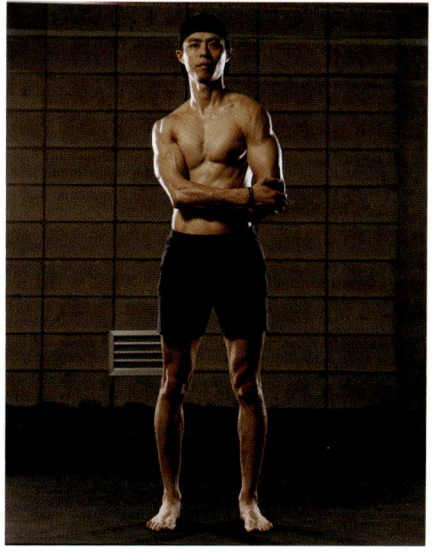

4 가능하다면 오른손에 힘을 주어 왼손을 조금 더 앞으로 당겨보자. 반대편 오른손도 같은 방법으로 한다.

UPPER BODY · shoulder
11
양팔 등 뒤에서 팔꿈치 당기기

T 최소 20초 이상 버티기

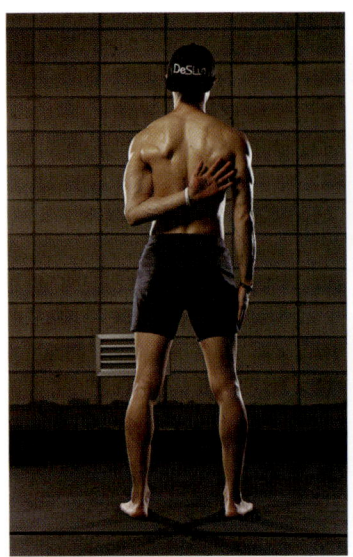

1 양발을 어깨너비로 벌리고 바로 서서 왼팔을 구부려 손등을 등 뒤에 놓는다.

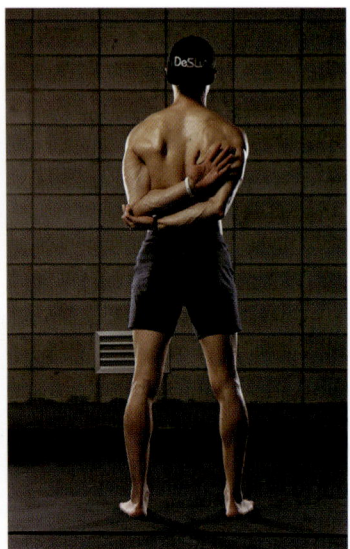

2 오른손을 뒤로 하여 왼팔 팔꿈치를 잡는다. 팔꿈치가 잡히지 않는다면 아래쪽 팔뚝 부분을 잡고 해보자.

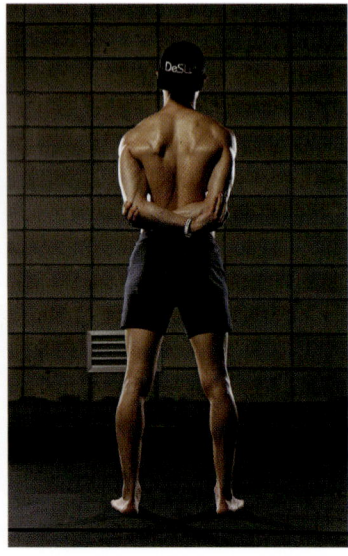

3 왼손으로 오른팔 팔꿈치를 잡는다. 팔꿈치가 잡히지 않는다면 아래쪽 팔뚝 부분을 잡고 해보자.

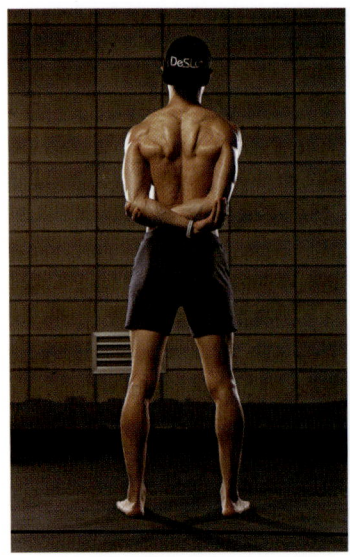

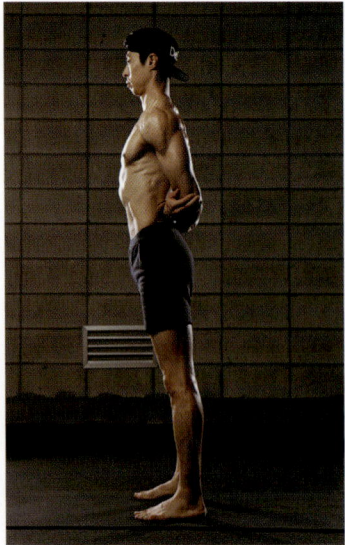

4 양손으로 팔꿈치를 당기며 가슴을 앞으로 내밀고, 어깨를 최대한 뒤로 보낸다. 이때 허리가 과도하게 꺾이지 않도록 주의한다.

UPPER BODY · shoulder
12
몸 뒤로 깍지 껴서 팔 뻗고 위로 들기

> ⓣ 최소 20초 이상 버티기

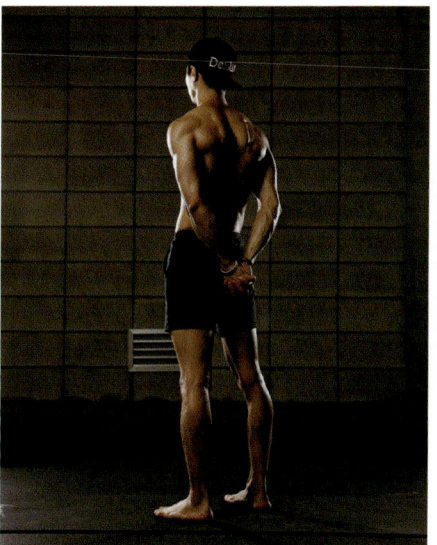 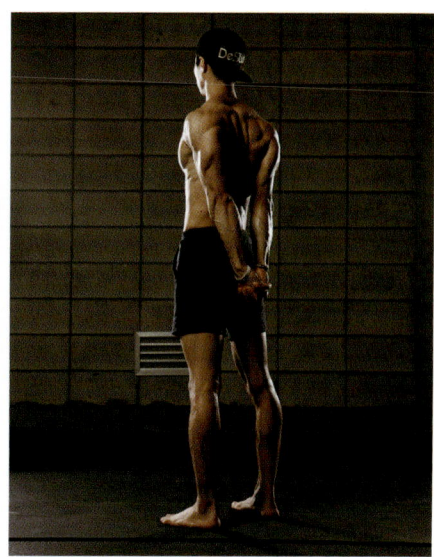

1 양발을 어깨너비로 벌리고 바로 서서 양손은 뒤로 하여 깍지를 낀다.

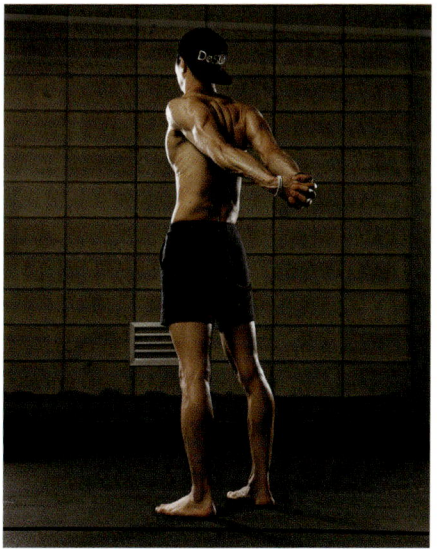 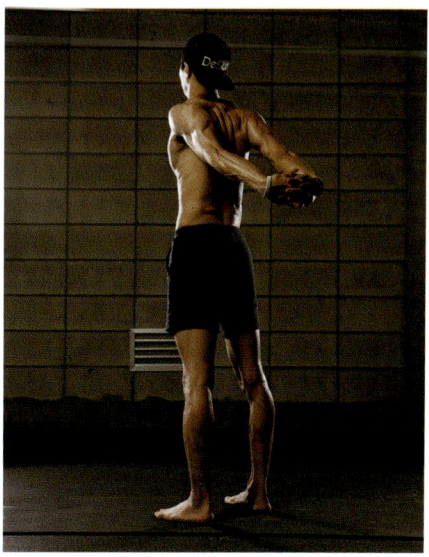

2 가슴을 앞으로 내밀며 날개뼈가 뒤에서 모이게 한다. 동시에 팔을 몸 바깥쪽으로 돌리며 곧게 편다. 가능하면 팔을 더 위로 들어 올려보자. 팔이 펴지지 않는다면 손바닥이 떨어진 상태로 깍지를 껴서 해본다.

UPPER BODY · shoulder

13

양손 바닥 짚고 엉덩이 앞으로 나가기

⏱ 최소 20초 이상 버티기

notice 처음에는 팔꿈치와 접히는 부분도 스트레칭이 되어 아릴 수 있으므로 너무 무리해서 앞으로 나가지 않도록 한다. 점차 시간을 늘려가며 어깨를 늘려보자.

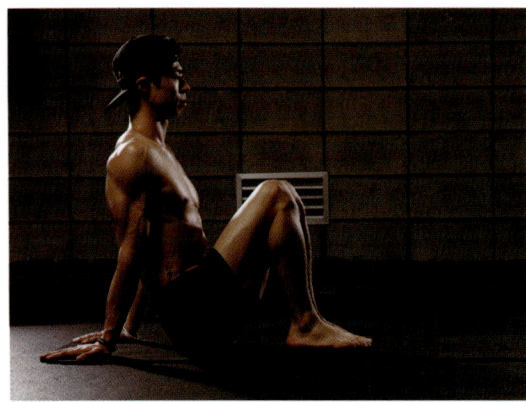 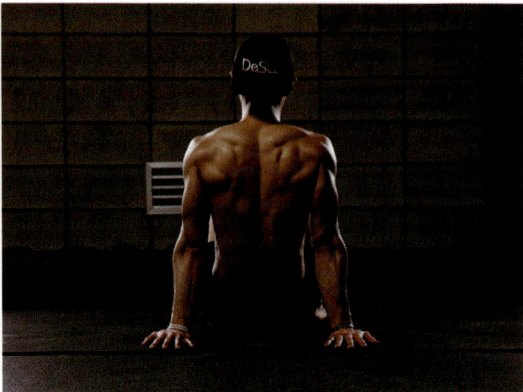

1 엉덩이를 바닥에 대고, 무릎은 세운 채 앉는다. 양손은 어깨너비로 벌려 뒤를 향하게 하고, 손끝은 몸 바깥쪽으로 하여 손바닥을 바닥에 댄다.

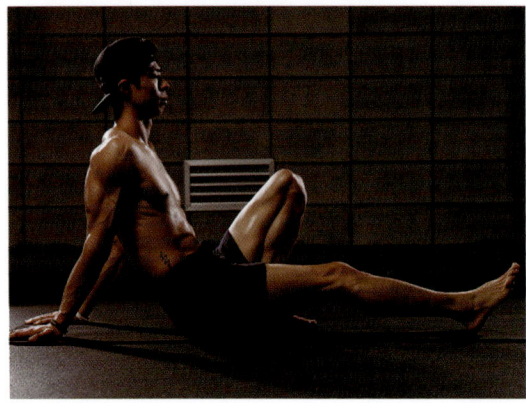 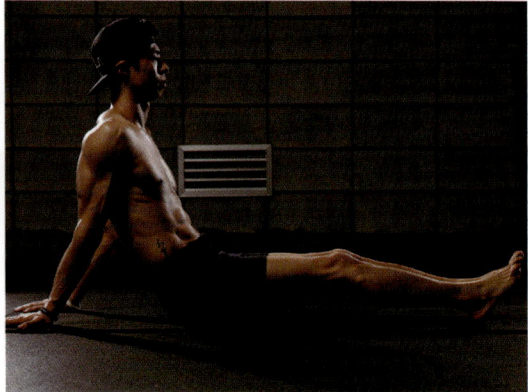

2 그 상태에서 한 발씩 앞으로 뻗어 양쪽 모두 뒤꿈치만 바닥에 닿도록 뻗는다. 허벅지와 무릎, 종아리는 바닥에서 떨어져야 한다.

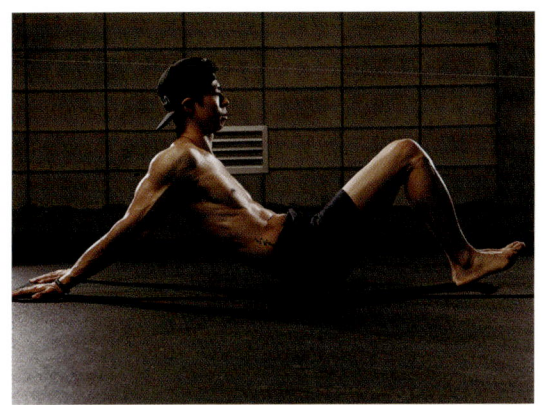 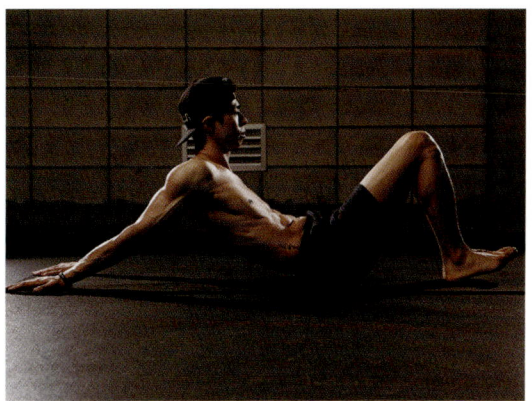

3 뒤꿈치로 체중을 지탱하고, 엉덩이는 조금씩 발쪽으로 보내면서 무릎을 굽힌다. 엉덩이가 발쪽으로 갈수록 어깨가 늘어나는 게 느껴질 것이다. 이때 팔꿈치는 접히지 않도록 한다.

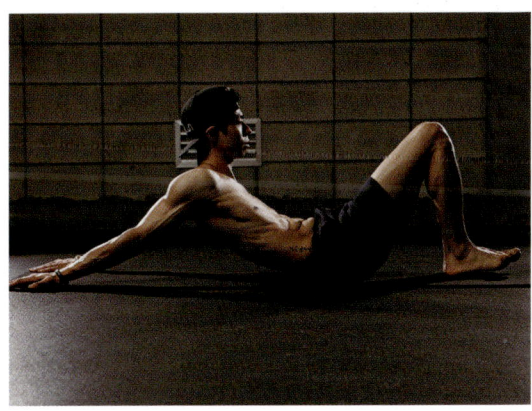 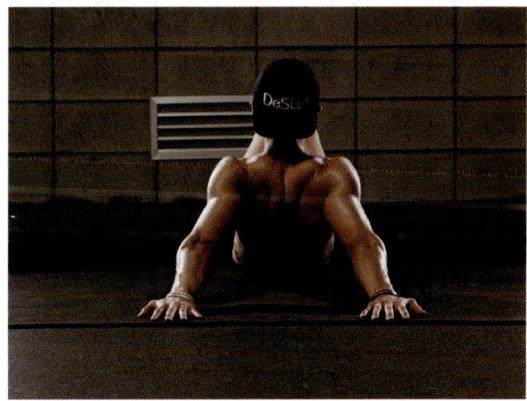

4 최대한 엉덩이를 발쪽에 가깝게 갈 수 있도록 해보자.

UPPER BODY · shoulder
14
엎드려 팔 옆으로 뻗고 어깨 앞쪽 늘리기

T 최소 20초 이상 버티기

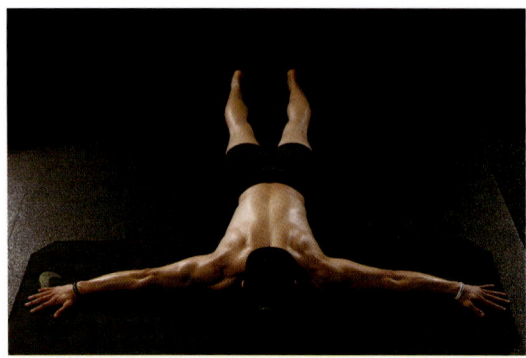

1 엎드린 상태에서 양팔은 일자 형태가 되도록 옆으로 뻗는다. 다리도 어깨너비로 벌리고 곧게 뻗는다.

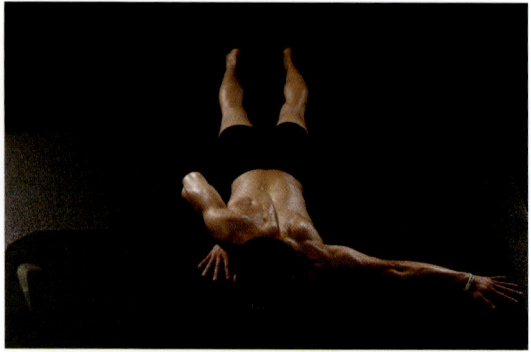

2 왼팔을 옆으로 뻗은 상태에서 오른팔을 굽혀 바닥을 짚는다.

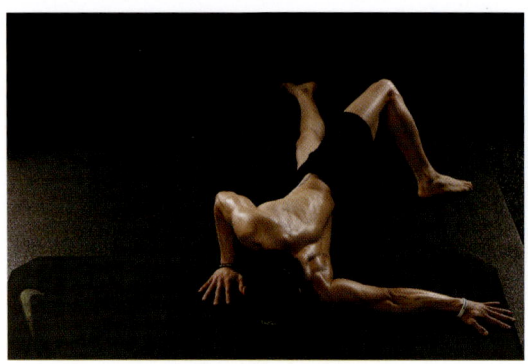

3 오른쪽 다리를 접어 반대편 왼쪽으로 넘긴다.

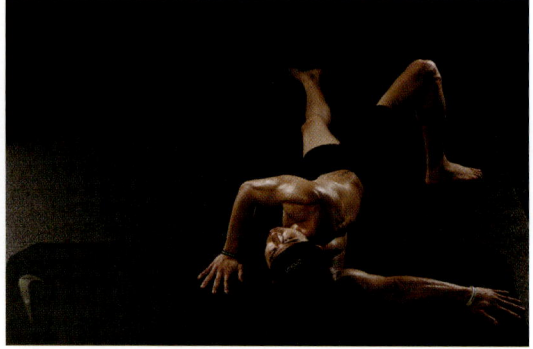

4 오른손으로 바닥을 밀어내며 오른쪽 가슴이 천장을 보게 한다는 느낌으로 어깨 앞쪽을 늘린다. 반대편 왼쪽도 같은 방법으로 한다.

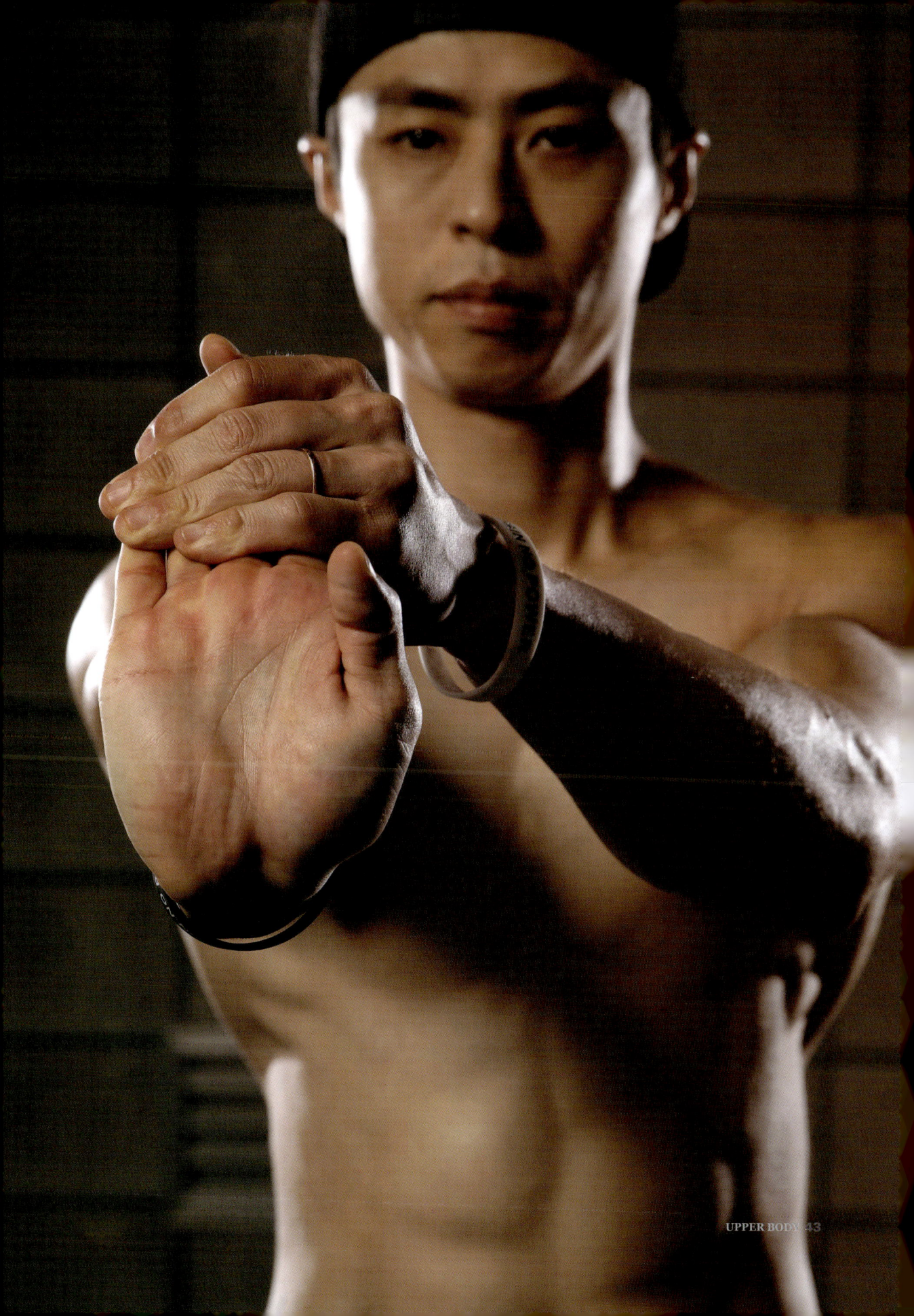

upper body

03

back
등

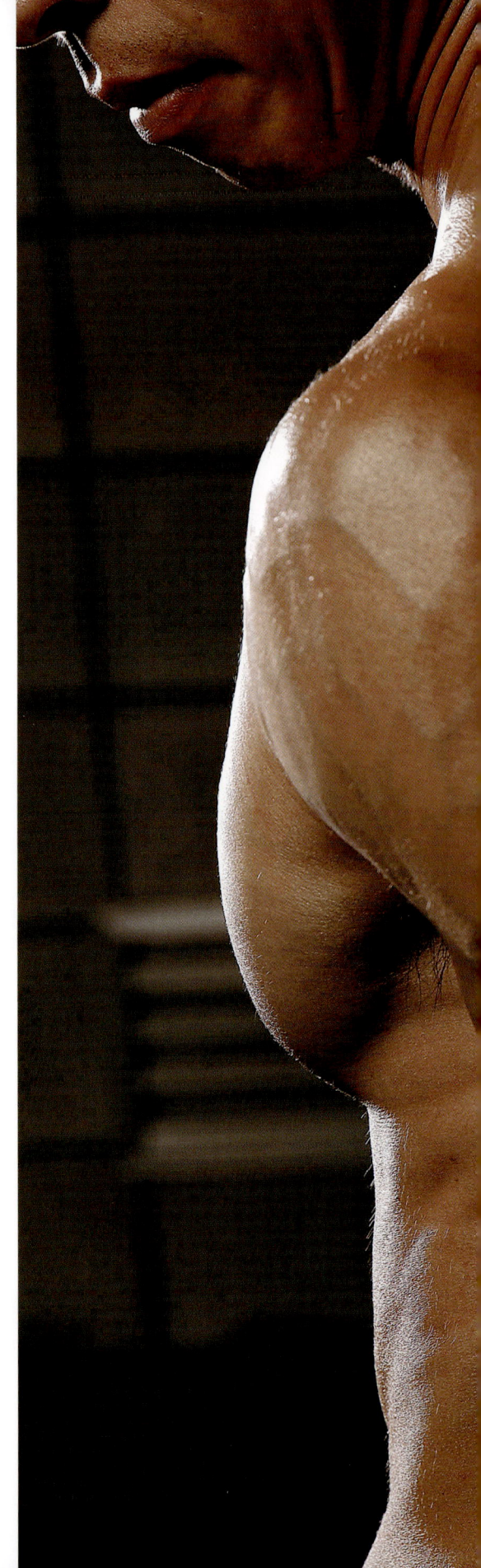

날개뼈 쪽에 뻐근함을 느껴본 적이 있을 것이다. 그럴 때 다음에 나오는 스트레칭을 해주어 시원하게 등을 늘려보자. 턱걸이나 등 운동을 하고 난 후에는 스트레칭으로 등 근육이 과도하게 수축되지 않게 해주자. 그러면 회복이 빨라지는 것을 느낄 수 있다.

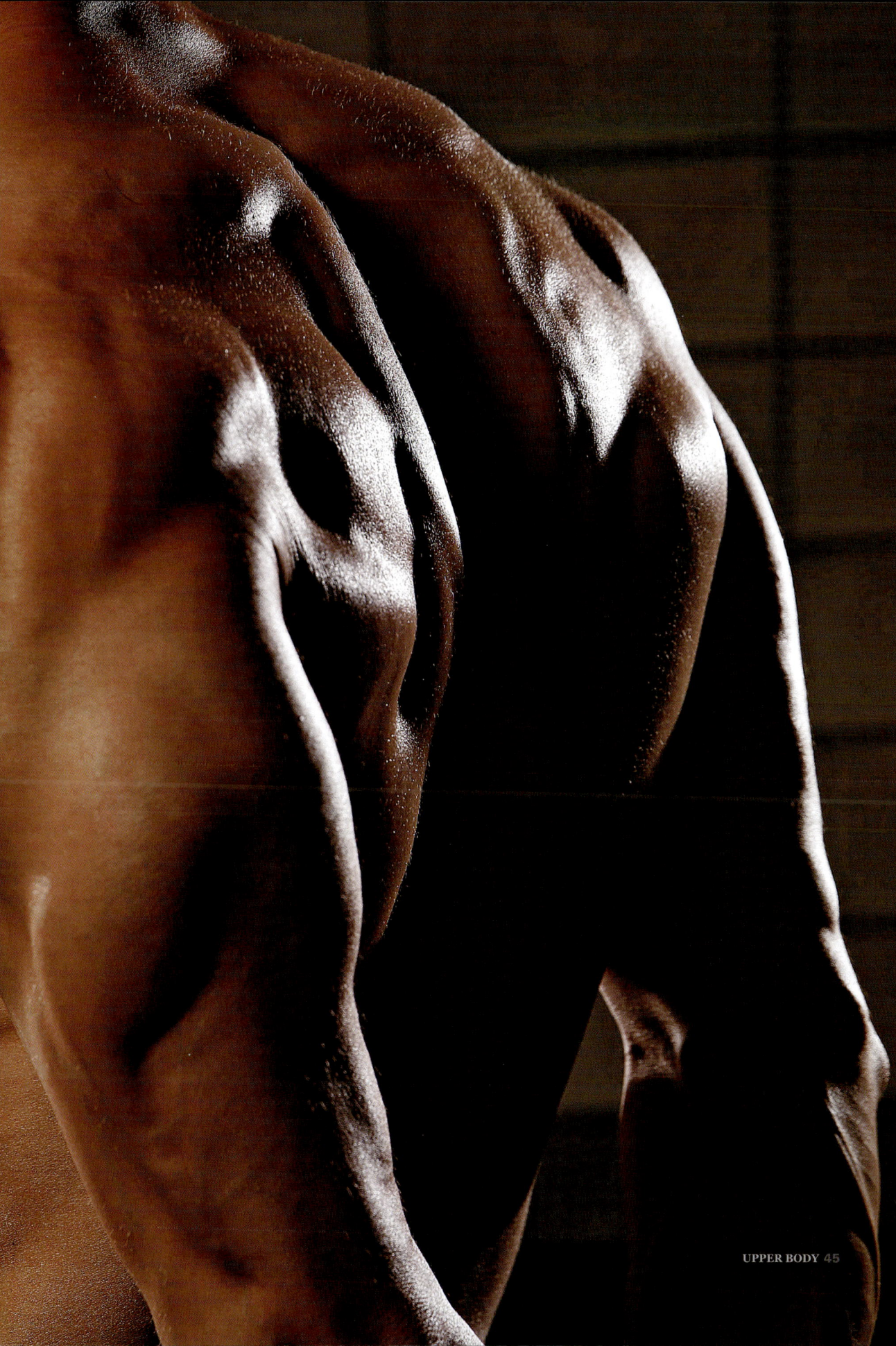

UPPER BODY • back
01 양손으로 광배 안고 당기기

🅣 최소 20초 이상 버티기

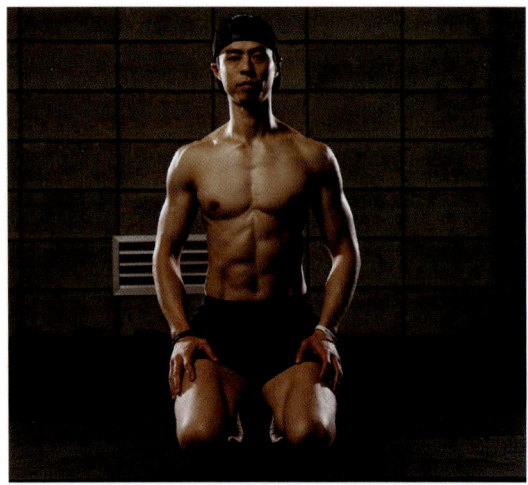

1 양발을 어깨너비로 벌리고 서서 하거나 무릎을 꿇고 앉는다. 이때 무릎과 발끝만 바닥에 닿도록 한다.

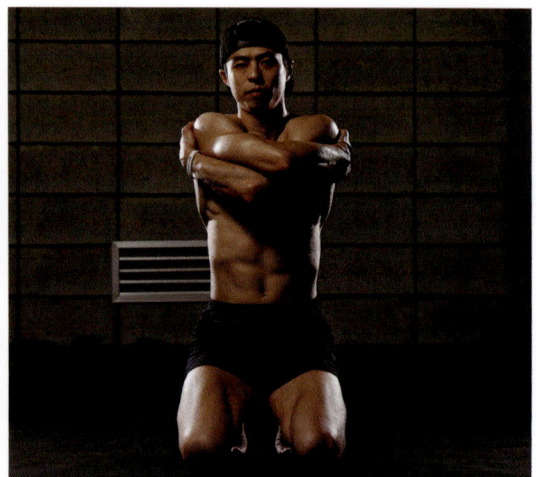

2 손을 엇갈리게 해서 양쪽 어깨 뒤쪽을 잡는다.

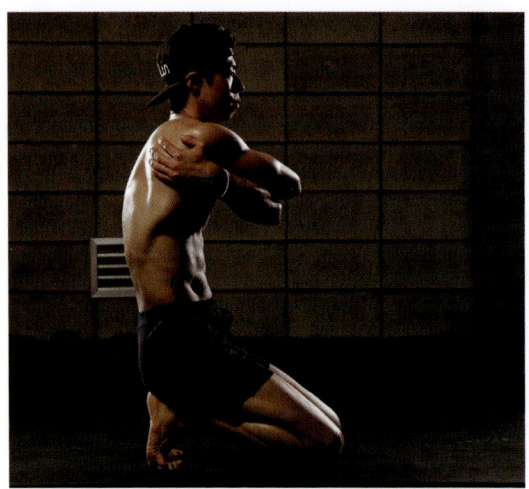

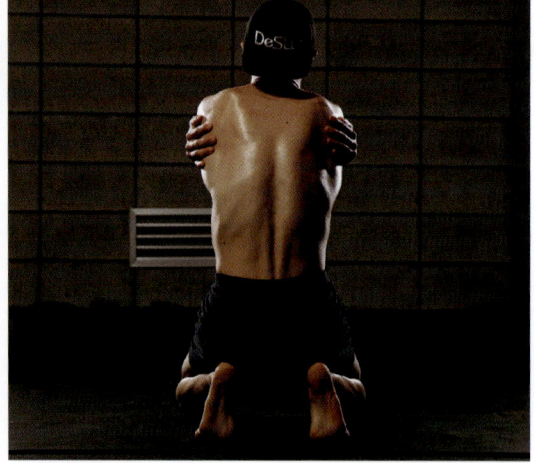

3 양손에 힘을 주어 어깨를 앞쪽으로 당긴다. 이때 어깨를 앞쪽으로 보낸다는 느낌으로 등을 최대한 동그랗게 말아 등 근육을 늘린다.

UPPER BODY • back

02

한 발 뻗어 깍지 끼고 등 늘리기

🅣 최소 20초 이상 버티기

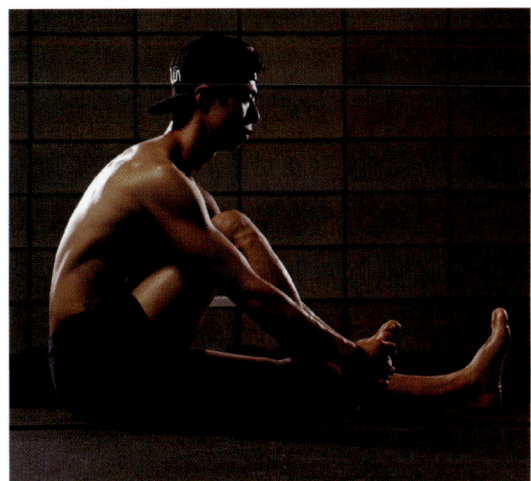

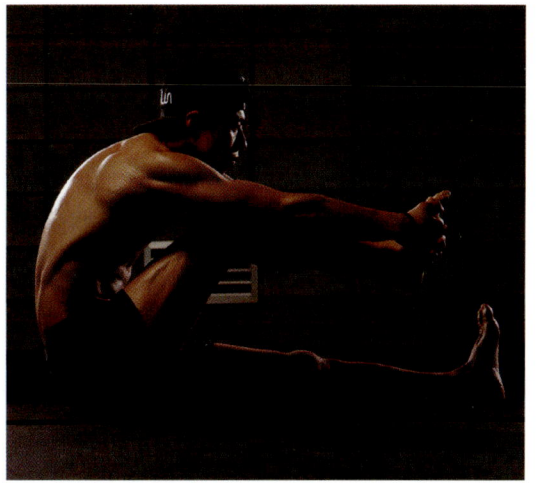

1 다리를 뻗고 앉은 상태에서 오른쪽 다리는 무릎을 세워 양손으로 깍지 끼어 오른발을 잡는다.

2 다리를 들어 발을 멀리 뻗으며 민다는 느낌으로 등을 늘려준다. 깍지 낀 손이 풀어지지 않도록 주의한다.

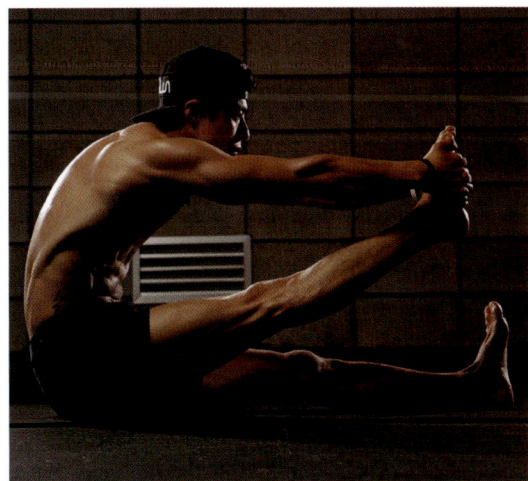

3 가능하다면 다리를 곧게 뻗어 등을 더욱 늘려보자. 반대편 왼쪽 다리도 같은 방법으로 한다.

UPPER BODY • back
03

양손 바닥에 대고 몸 틀기

🕐 최소 20초 이상 버티기

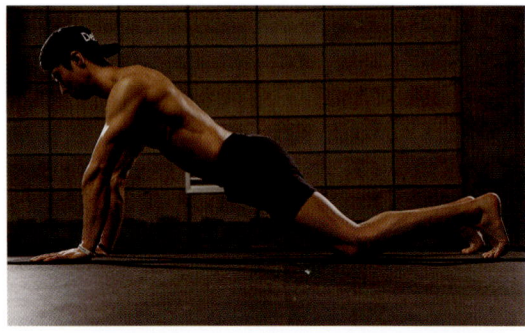
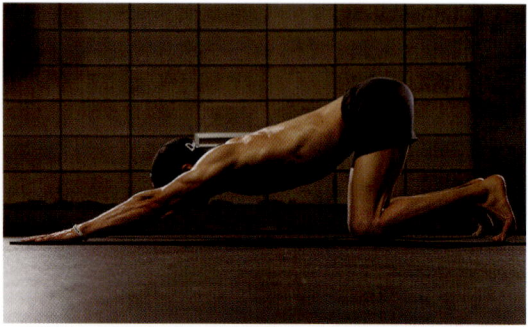

1 푸시업 자세에서 어깨보다 조금 앞쪽에 양손을 바닥에 대고, 무릎도 구부려 바닥에 댄다.

2 몸을 뒤쪽으로 보내 손과 어깨, 엉덩이가 일직선이 되도록 한다. 이때 엉덩이가 너무 뒤쪽으로 가지 않게 한다.

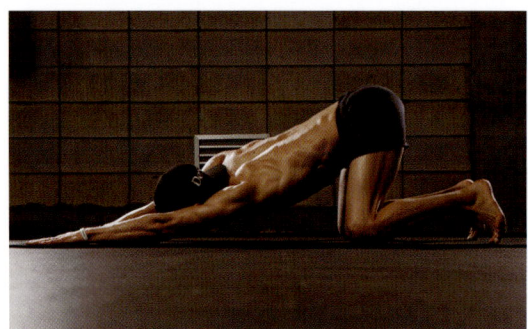
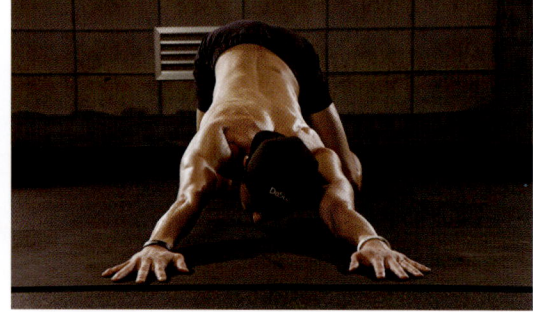

3 그 상태를 유지하며 몸을 왼쪽으로 살짝 튼다. 어깨와 옆구리를 눌러 내린다는 느낌으로 오른쪽 등 부분을 늘려준다.

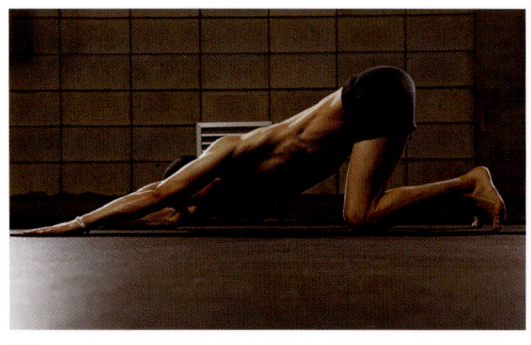
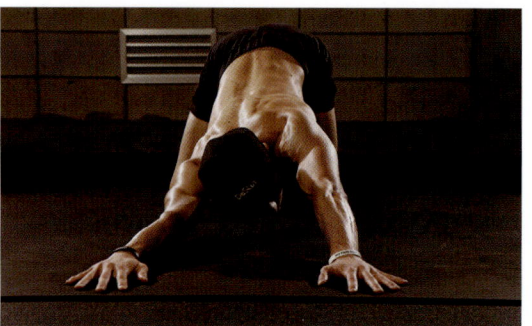

4 반대편 오른쪽도 같은 방법으로 하여 왼쪽 등 부분을 늘려준다.

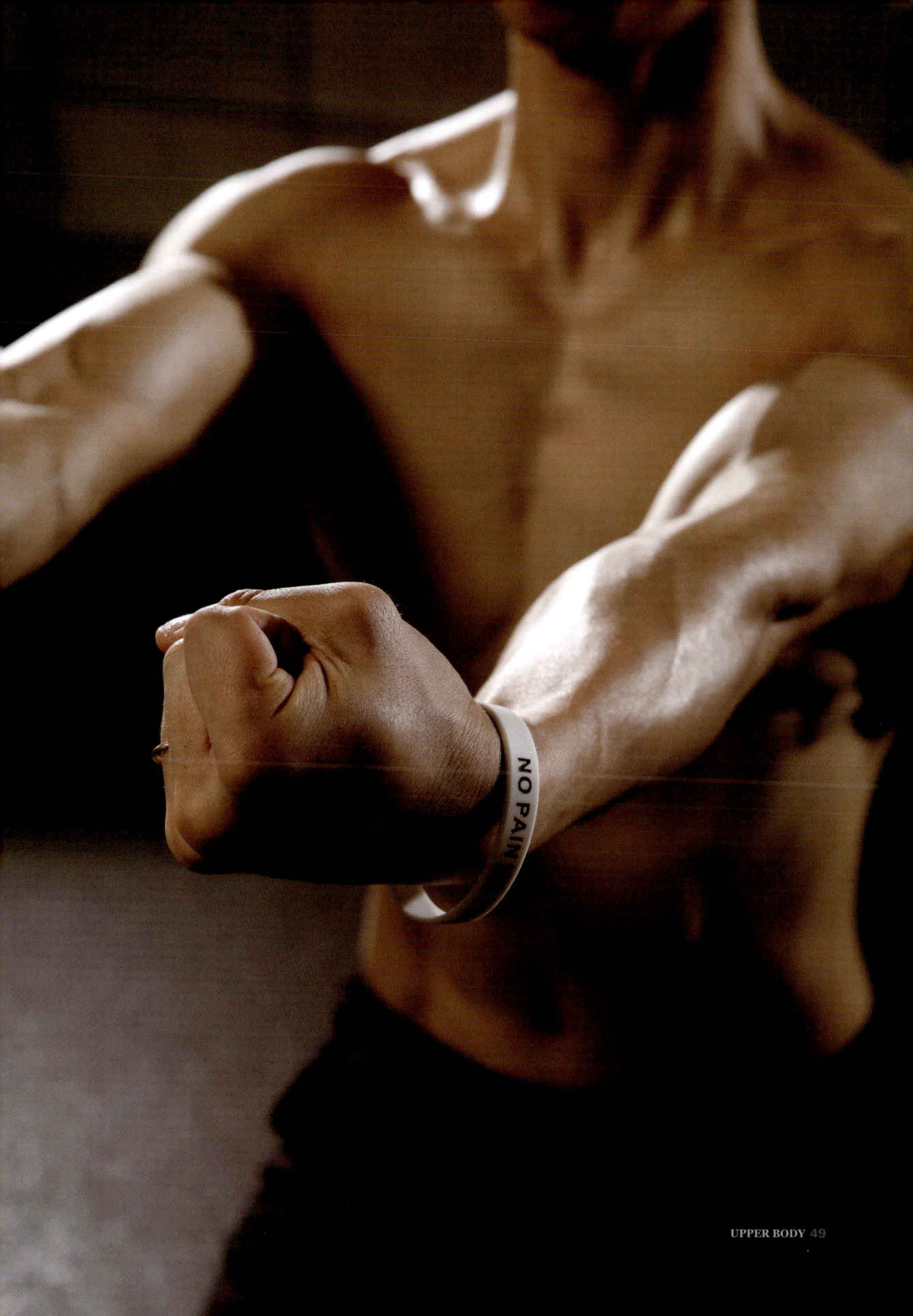

upper body
04

chest
가슴

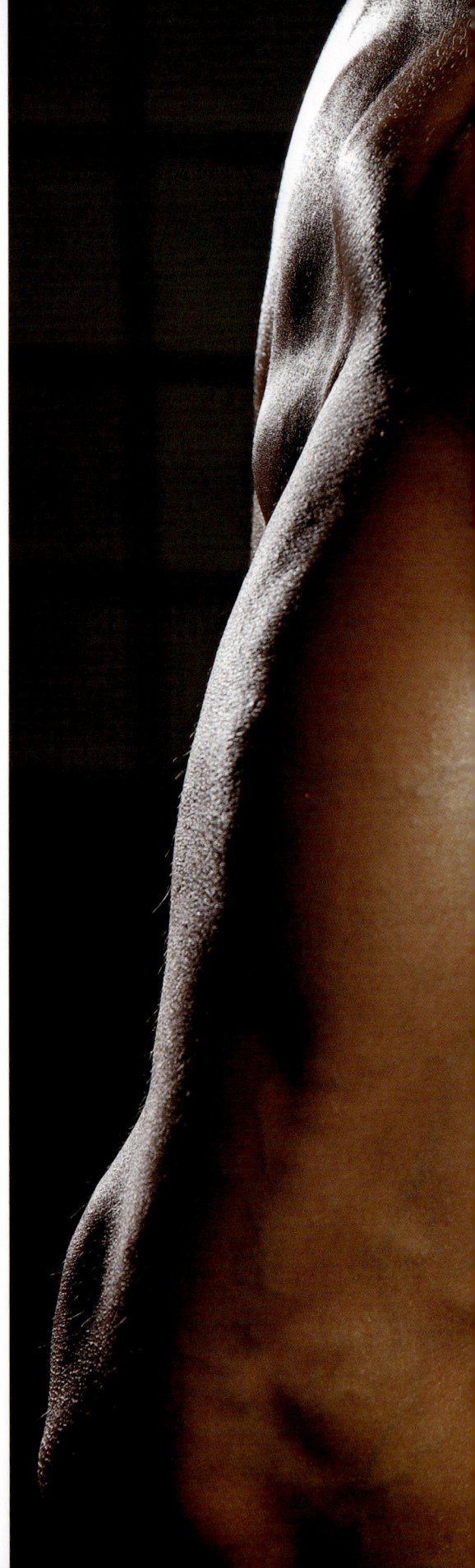

가슴 근육이 짧아지면 등이 굽어지게 만드는 주범이 된다. 가슴 운동을 한 후 다음에 나오는 스트레칭으로 근육을 풀어 준다.

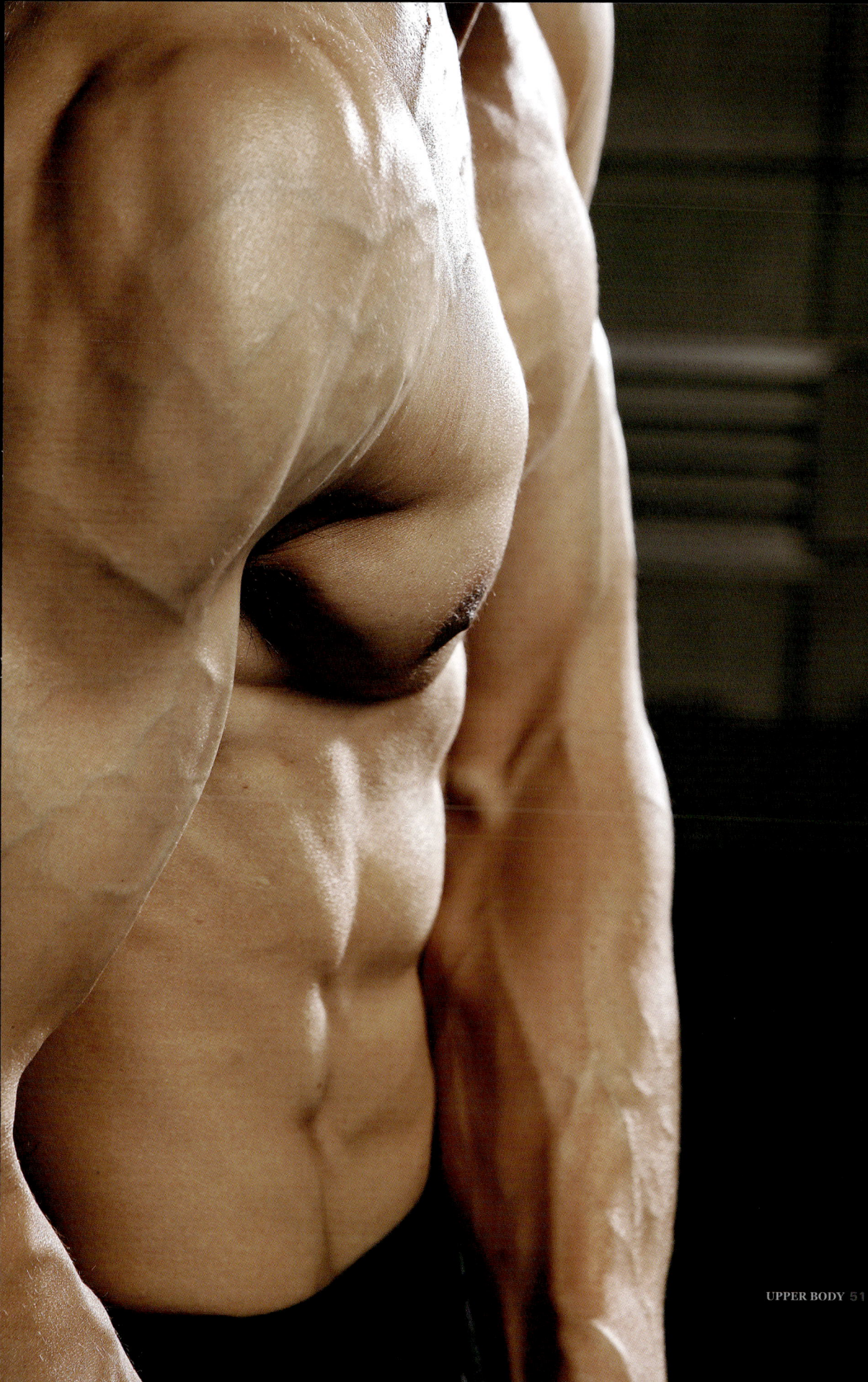

UPPER BODY · chest
01
가슴 내밀며 양팔 벌려 뒤로 움직이기

N 최소 5회 이상   **notice** 순간적으로 팔을 툭툭 친다는 느낌으로 움직인다.

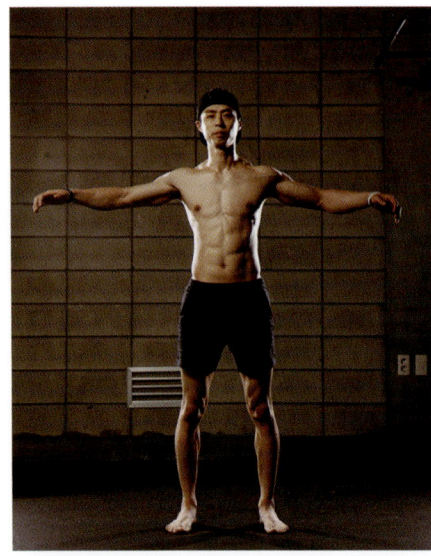

1 양발을 어깨너비로 벌리고 바로 서서, 양팔은 완전히 펴지 않고 좌우로 벌린다.

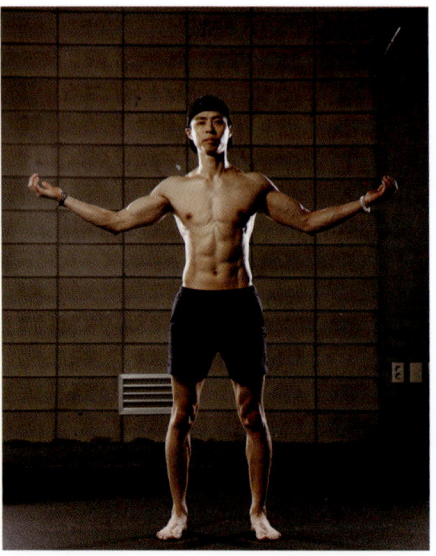

2 그 상태에서 엄지가 뒤로 가도록 손을 뒤집는다.

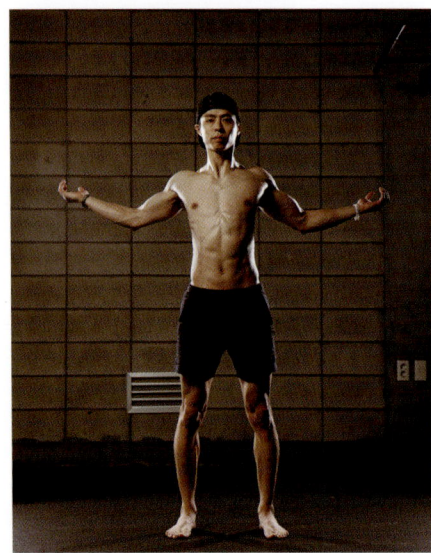

3 팔의 각도를 유지하며 뒤쪽으로 툭툭 치듯이 팔을 움직인다. 이때 의식적으로 가슴을 앞으로 내민다는 느낌을 준다.

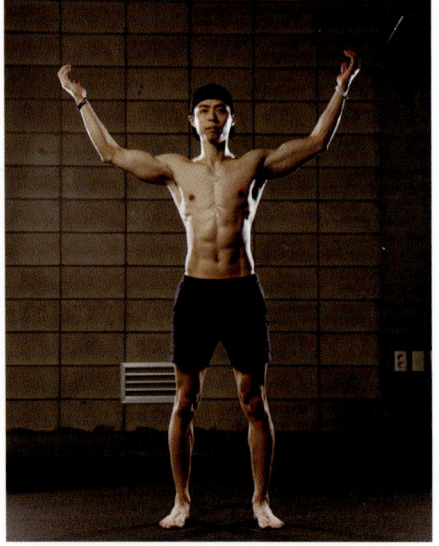

4 이번엔 수평보다 조금 위쪽에 팔을 올린다.

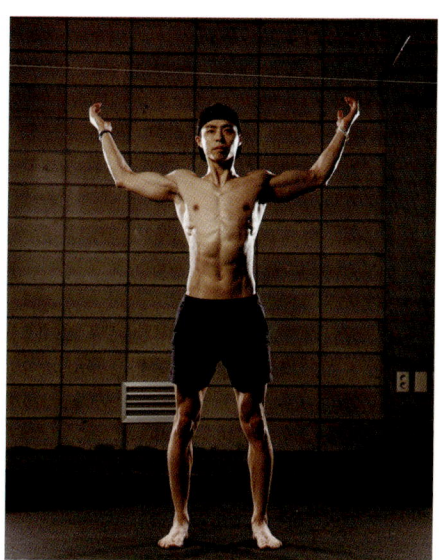

5 같은 방법으로 팔을 뒤로 툭툭 치듯이 보내며 가슴을 앞으로 내민다.

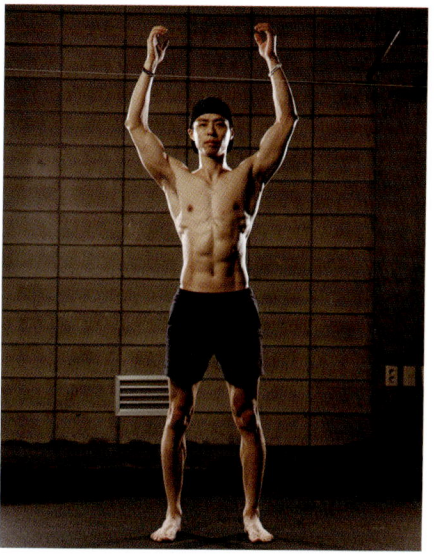

6 이번엔 팔을 머리 위쪽까지 들어 만세 자세를 한다. 팔은 약간 구부린 상태이다.

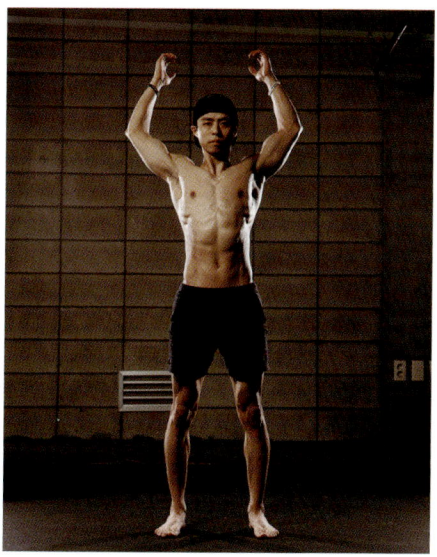

7 같은 방법으로 팔을 뒤쪽으로 툭툭 치듯이 보내며 가슴을 앞으로 내민다.

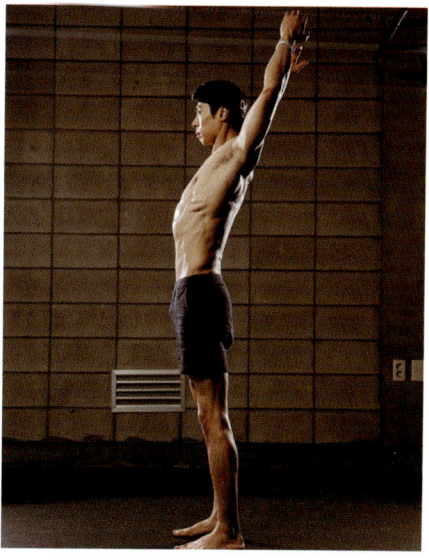

8 만세 자세에서 팔을 곧게 뻗어 뒤쪽으로 툭툭 치듯이 보내며 가슴을 앞으로 내민다.

upper body
05

wrist·arm
손목·팔

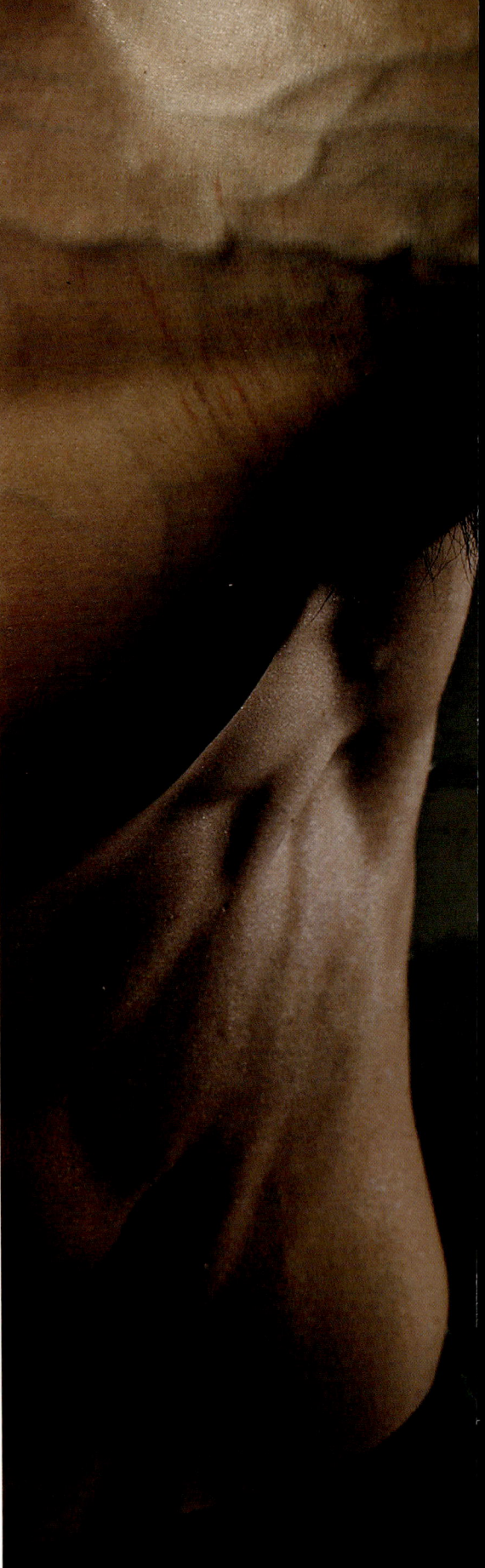

현대인의 가장 흔한 질환 중 하나가 손목터널 증후군이다. 스마트폰이나 컴퓨터의 과도한 사용으로 손목에 무리가 가서 발생하는 경우가 많은데, 스트레칭만으로도 증상을 예방하고, 통증을 완화할 수 있다.
특히 맨몸운동을 하는 사람이라면 손목 스트레칭은 필수이다! 간단한 푸시업부터 고난이도 동작인 물구나무 푸시업, 플란체*(푸시업 자세에서 몸을 앞으로 기울이며 두 발을 공중으로 띄우는 동작) 등과 같이 바닥을 짚고 하는 모든 동작의 기본은 손목이다. 손목이 꺾이거나 늘어나는 경우가 많으니 스트레칭을 통해 관절을 풀어주고 가동 범위를 늘려보자. 소개하는 스트레칭은 어떤 운동이든 무조건! 해야 할 만큼 중요하다!

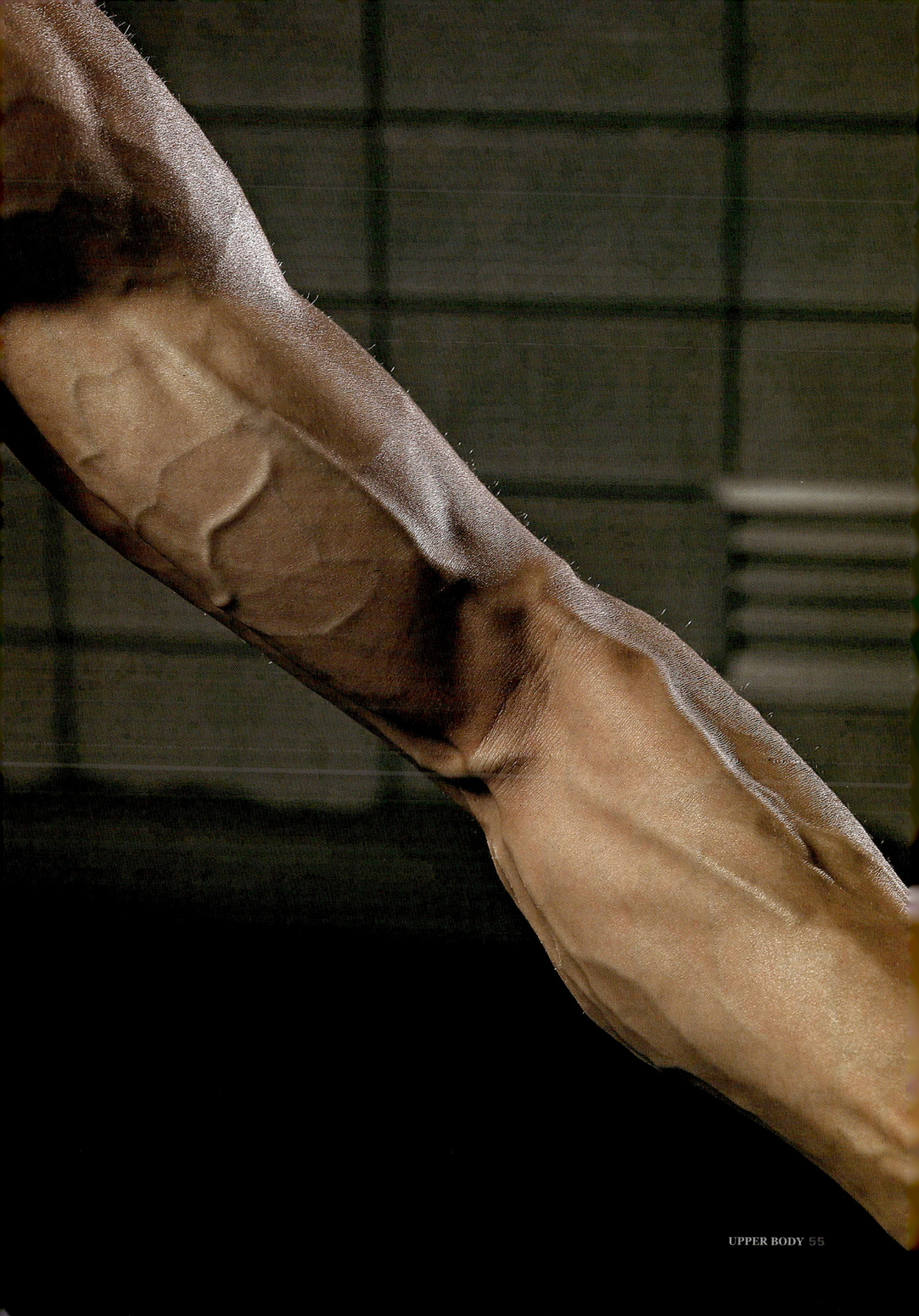

UPPER BODY • wrist.arm

01 당겨서 손목 늘리기

ⓣ 최소 20초 이상 버티기

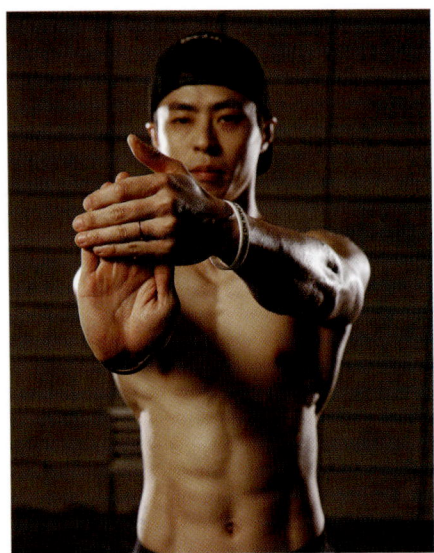

1 양손을 앞으로 곧게 뻗는다. 오른손 손끝은 위로, 손등은 몸 쪽을 향하게 하고 왼손으로 손끝을 잡는다.

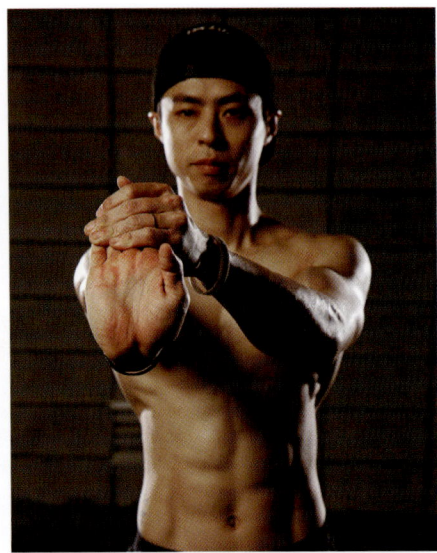

2 손끝을 몸 쪽으로 당겨 손목을 꺾는다. 이때 당겨지는 손의 팔꿈치가 접히지 않고 곧게 뻗어 있어야 한다. 반대편 왼손도 같은 방법으로 한다.

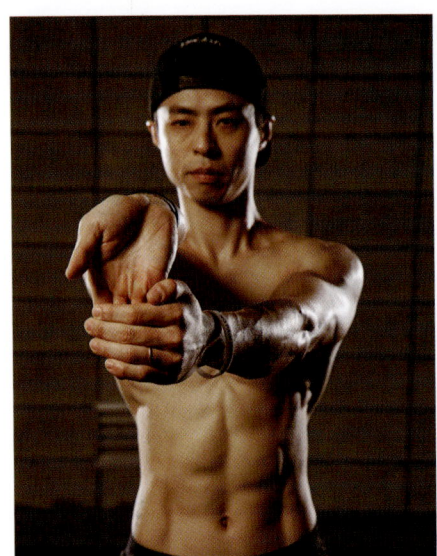

3 이번엔 오른손 손끝은 아래로, 손등은 몸 쪽을 향하게 하고 왼손으로 손끝을 잡는다.

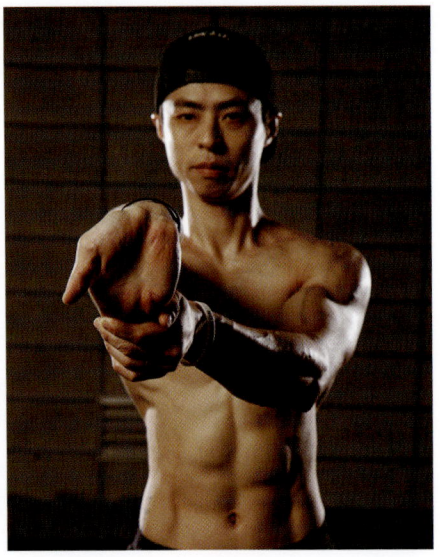

4 손끝을 몸 쪽으로 당겨 손목을 꺾는다. 이때 당겨지는 손의 팔꿈치가 접히지 않고 곧게 뻗어 있어야 한다. 반대편 왼손도 같은 방법으로 한다.

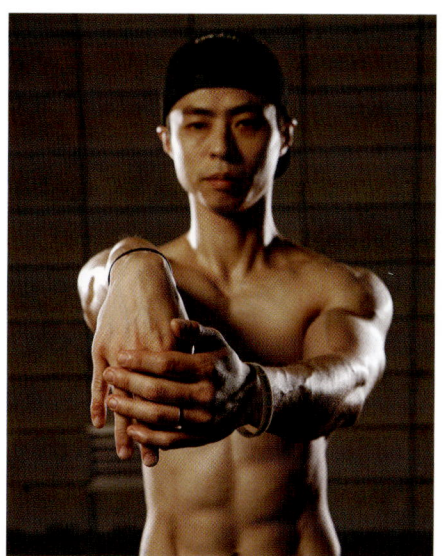

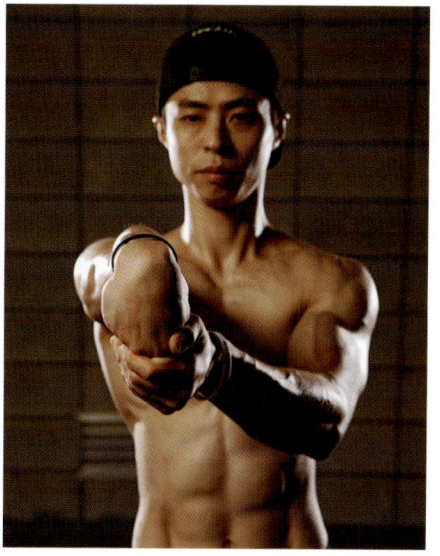

5 오른손 손끝은 아래로, 손바닥은 몸 쪽을 향하게 하고 왼손으로 손끝을 잡는다.

6 손끝을 몸 쪽으로 당겨 손목을 꺾는다. 이때 당겨지는 손의 팔꿈치가 접히지 않고 곧게 뻗어 있어야 한다. 반대편 왼손도 같은 방법으로 한다.

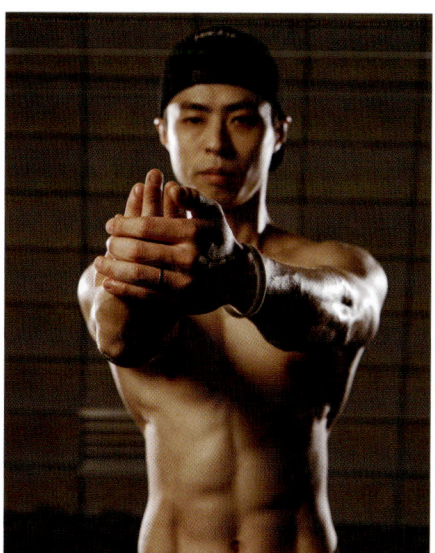

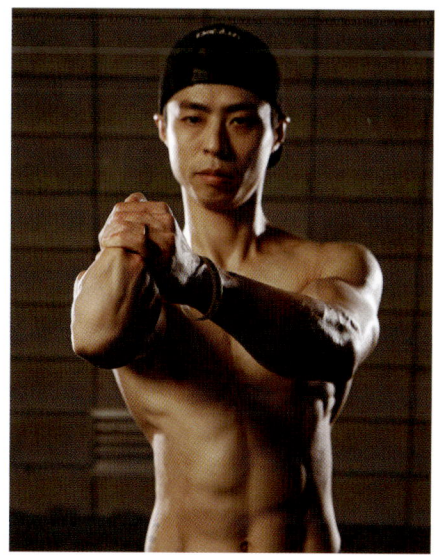

7 오른손 손끝은 위로, 손바닥은 몸 쪽을 향하게 하고 왼손으로 손끝을 잡는다.

8 몸 쪽으로 당겨 손목을 꺾는다. 이때 당겨지는 손의 팔꿈치가 접히지 않고 곧게 뻗어 있어야 한다. 반대편 왼손도 같은 방법으로 한다.

UPPER BODY · wrist.arm
02
바닥에 손 짚고 손목 스트레칭

🕒 최소 20초 이상 버티기   앞서 당겨서 하는 손목 스트레칭보다 체중을 실어 좀 더 강하게 할 수 있다.

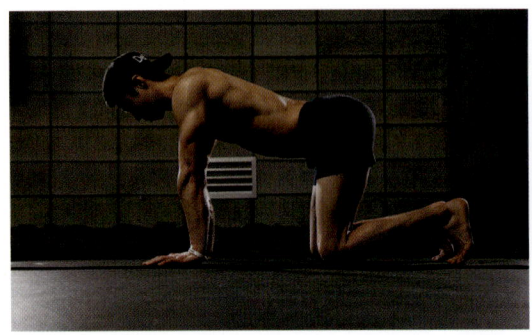 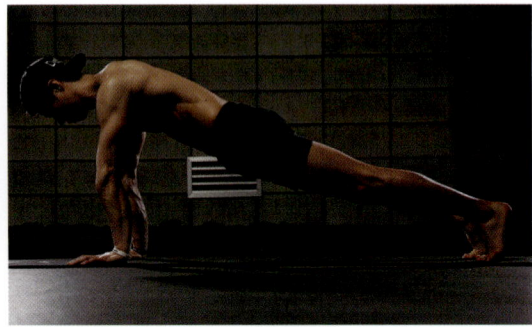

0 (시작하기 전) 좌측이 낮은 강도, 우측이 높은 강도로 결국 손목에 얼마큼 체중을 싣느냐의 차이이다. 본인의 손목 상태에 따라 강도를 설정해서 해보자.

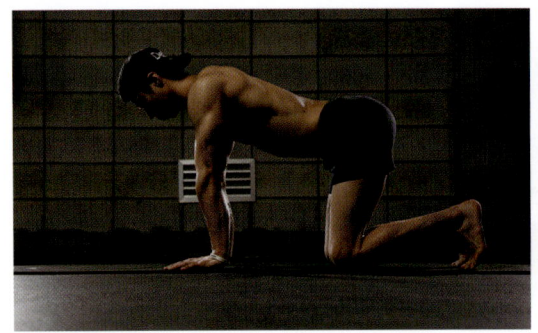 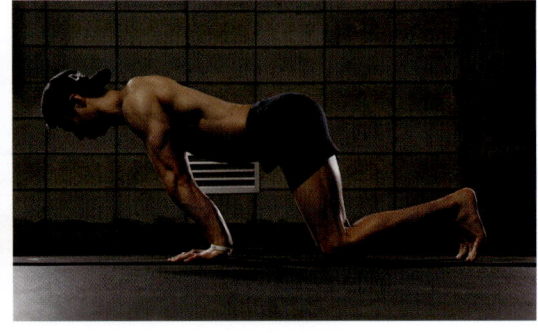

1 무릎을 꿇고 엎드려 어깨와 손목이 수직이 되게 양손을 바닥에 짚는다. 이때 팔꿈치는 구부러지지 않고, 곧게 뻗은 상태를 유지하는 것이 중요하다. 이 자세를 '테이블 자세'라고 지칭하겠다.

2 테이블 자세에서 몸을 앞으로 기울인다. 양손은 같은 위치에서 손바닥이 뜨지 않도록 바닥을 강하게 누른다.

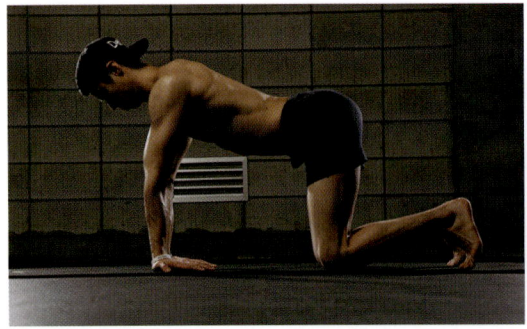 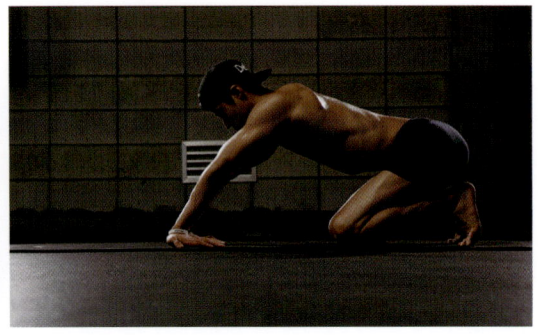

3 테이블 자세에서 손끝은 무릎을 향하게 하고, 손목을 안쪽으로 꺾어 바닥을 짚는다.

4 몸을 뒤로 하여 손목을 꺾는다. 엉덩이가 뒤꿈치에 가까워질수록 손목이 더 강하게 스트레칭 된다.

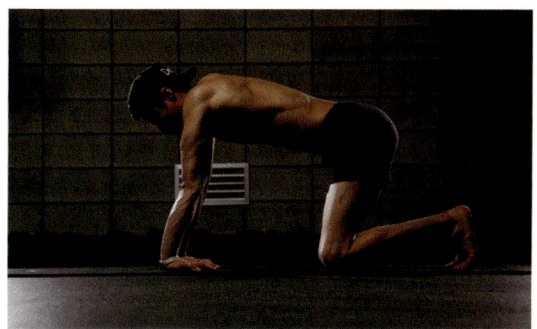 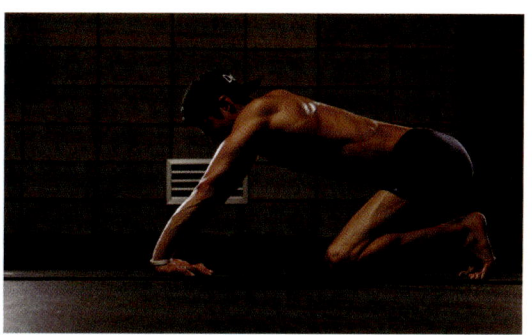

5 테이블 자세에서 손목을 더욱 안쪽으로 꺾어 바닥을 짚는다. 손목이 뻣뻣하다면 많이 돌아가지 않을 것이다. 너무 무리하지 말고 천천히 늘려보자.

6 몸을 뒤로 하여 손목을 꺾는다. 엉덩이가 뒤꿈치에 가까워질수록 손목이 더 강하게 스트레칭 된다.

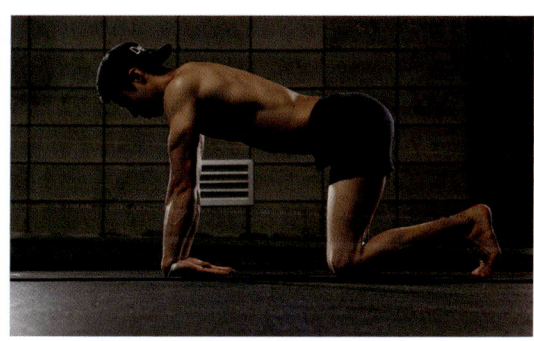 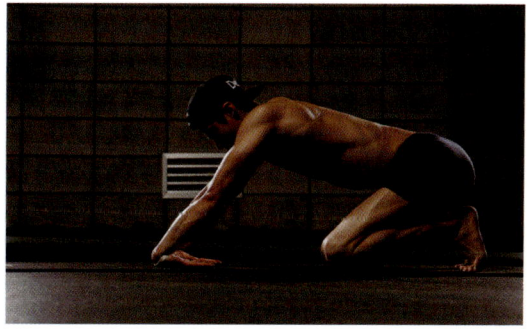

7 테이블 자세에서 손끝은 무릎을 향하게 하고 손등을 바닥에 댄다.

8 몸을 뒤로 하여 손목을 꺾는다. 엉덩이가 뒤꿈치에 가까워질수록 손목이 더 강하게 스트레칭 된다.

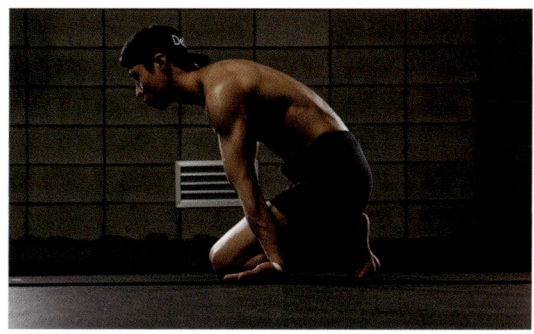 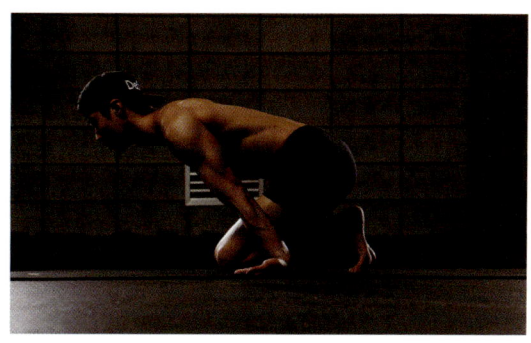

9 무릎을 꿇고 앉아 손끝은 정면을 향하게 하고, 손등을 무릎 옆 바닥에 댄다.

10 몸을 앞으로 기울여 손목을 꺾는다. 엉덩이가 뒤꿈치에서 멀어질수록 손목이 더 강하게 스트레칭 된다. ▶뒤에 계속 이어짐

UPPER BODY

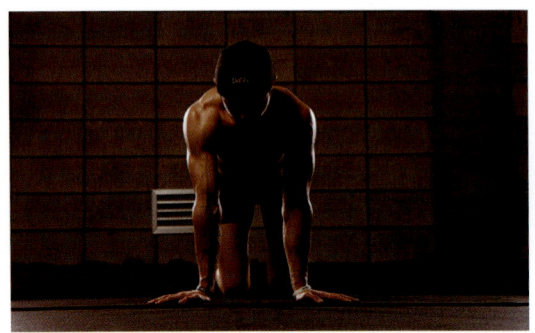

11 테이블 자세에서 손끝은 양옆을 향하게 하고, 손바닥을 바닥에 댄다.

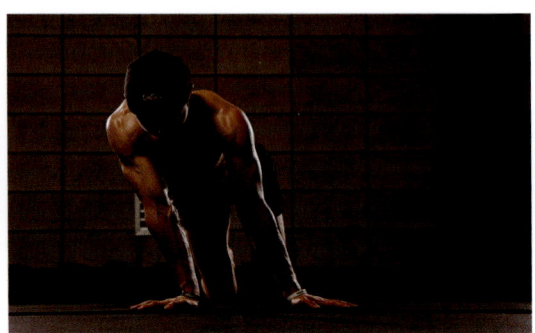

12 몸을 우측으로 기울이며 손목을 꺾는다

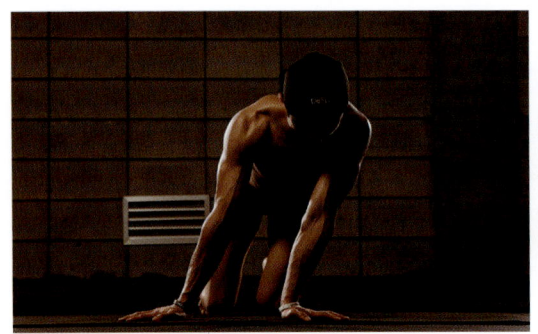

13 몸을 좌측으로 기울이며 손목을 꺾는다. 양손의 간격이 좁아질 수록 꺾이는 범위를 늘릴 수 있다.

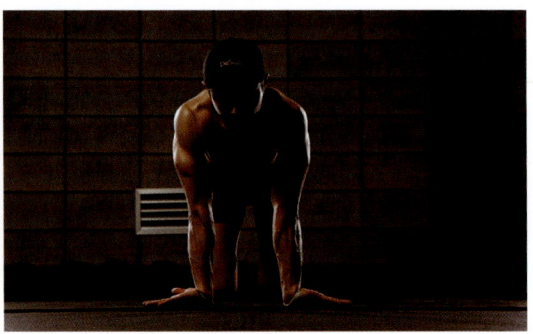

14 테이블 자세에서 손끝은 양옆을 향하게 하고, 손등을 바닥에 댄다.

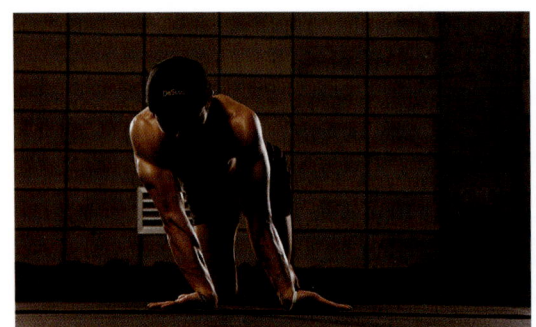

15 몸을 우측으로 기울이며 손목을 꺾는다

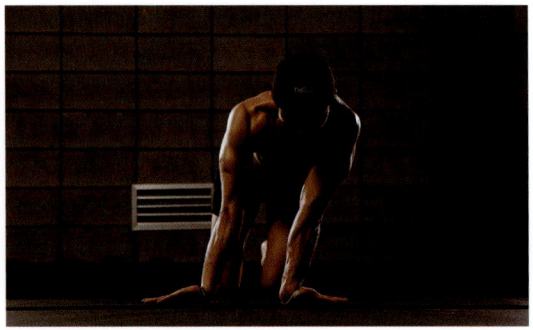

16 몸을 좌측으로 기울이며 손목을 꺾는다. 양손의 간격이 좁아질 수록 꺾이는 범위를 늘릴 수 있다.

UPPER BODY • wrist.arm
03
주먹 쥐고 손목 꺾기

- **T** 최소 20초 이상 버티기
- **N** 최소 10회 이상

동적 스트레칭, 정적 스트레칭 둘 다 가능하다.

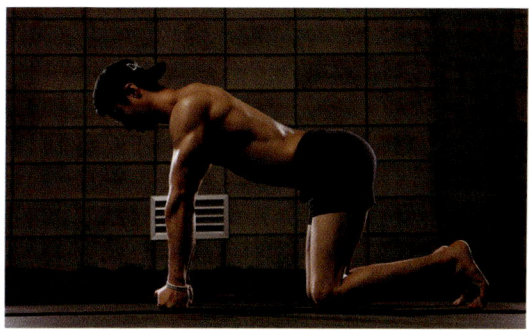

1 테이블 자세에서 엄지가 위쪽을 향하게 하여 주먹을 쥔다.

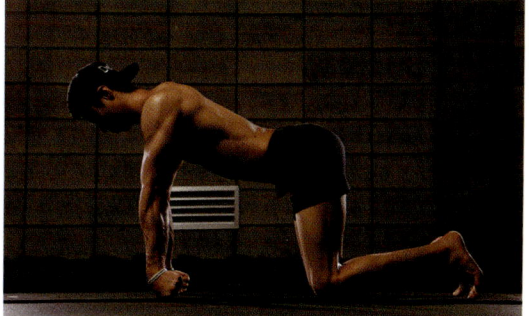

2 몸을 앞으로 기울이며 검지손가락을 지지대 삼아 손목을 아래로 꺾는다. 늘어난 상태로 버티며 손목을 스트레칭 한다. 처음 자세로 돌아가 반복한다.

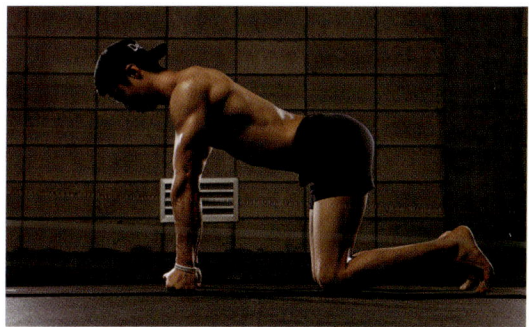

3 테이블 자세에서 엄지가 위쪽을 향하게 하여 주먹을 쥔다.

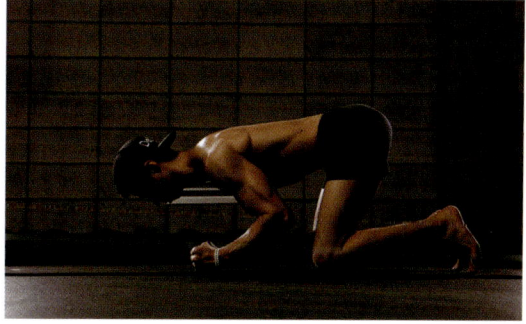

4 팔을 굽히며 몸을 아래로 내려 새끼손가락을 지지대 삼아 손목을 위로 꺾는다. 늘어난 상태로 버티며 손목을 스트레칭 한다. 처음 자세로 돌아가 반복한다.

UPPER BODY • wrist.arm
04
손목 돌리기

- T 한 바퀴 5초 이상
- N 최소 5회 이상

notice 팔목을 돌릴 때 팔꿈치가 굽지 않게 한다.

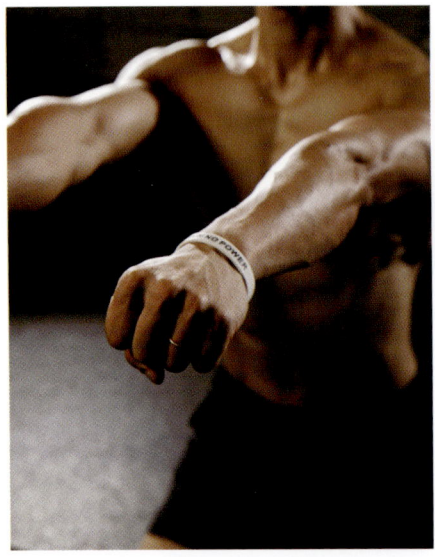

1 무릎을 꿇고 앉아 주먹을 쥐고 손을 앞으로 나란히 곧게 뻗는다. 서서 하거나 앉아서 해도 괜찮다.

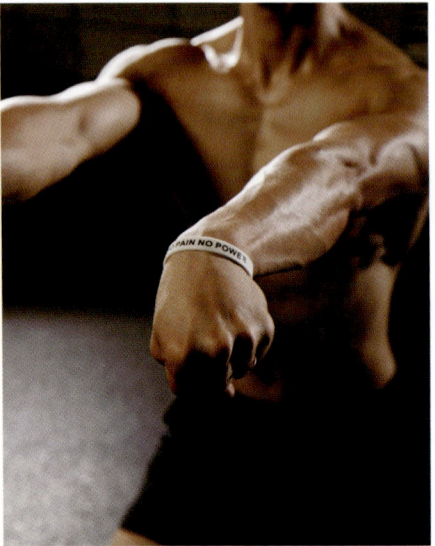

2 손목을 꺾어 양손을 6시 방향으로 내린다.

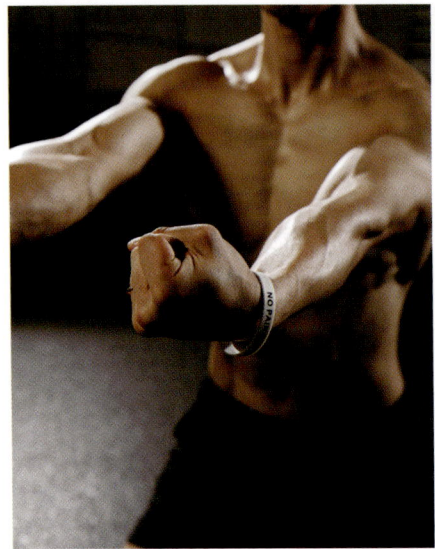

3 손목을 내린 상태에서 손목을 몸 안쪽으로 원을 그리며 최대한 크게 돌린다.

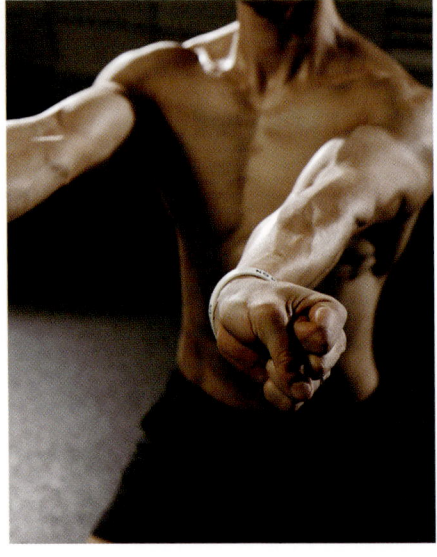

4 반대로 몸 바깥쪽에서 안쪽으로 원을 그리며 최대한 크게 돌린다.

UPPER BODY • wrist.arm
05
손 뻗고 잼잼

- T 1회 걸리는 시간 3초 이상
- N 동작마다 최소 10회 이상

notice 있는 힘껏 주먹을 쥐어야 효과가 좋다.

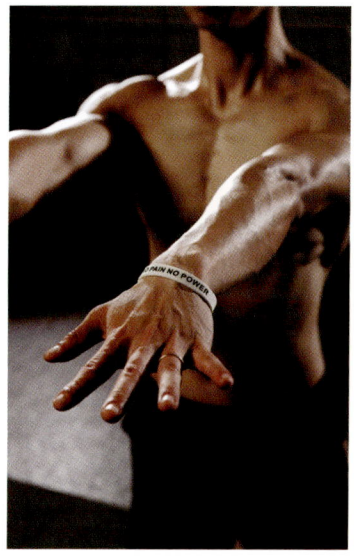

1 무릎을 꿇고 엉덩이는 든 상태에서 팔을 앞으로 곧게 뻗는다. 손바닥은 바닥을 향하게 하고 양손을 편다.

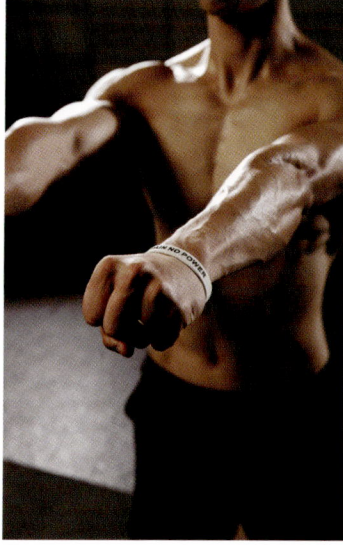

2 팔을 앞으로 곧게 뻗은 상태에서 강하게 주먹을 쥔다.

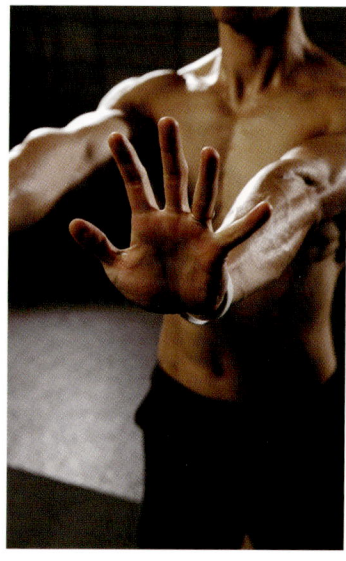

3 손바닥이 앞을 바라보게, 손끝은 위로 하여 양손을 편다.

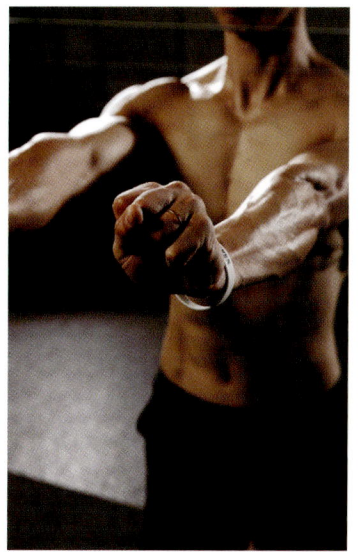

4 팔을 앞으로 곧게 뻗은 상태에서 강하게 주먹을 쥔다.

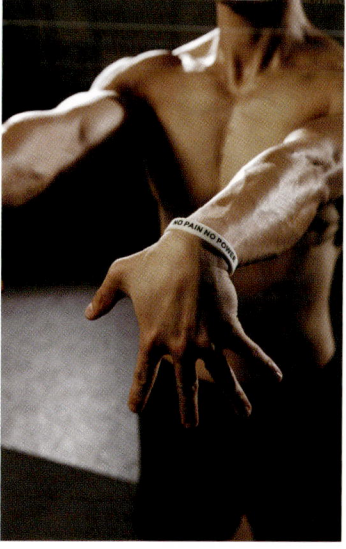

5 손등이 앞을 바라보게, 손끝은 밑으로 하여 양손을 편다.

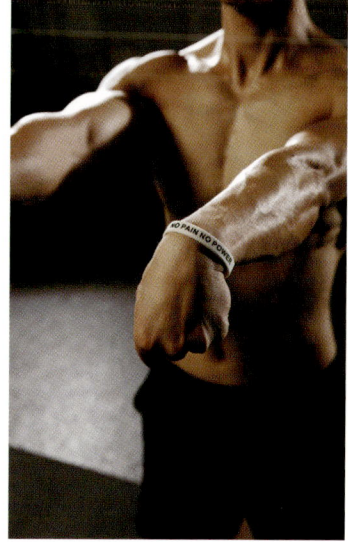

6 팔을 앞으로 곧게 뻗은 상태에서 강하게 주먹을 쥔다. ▶뒤에 계속 이어짐

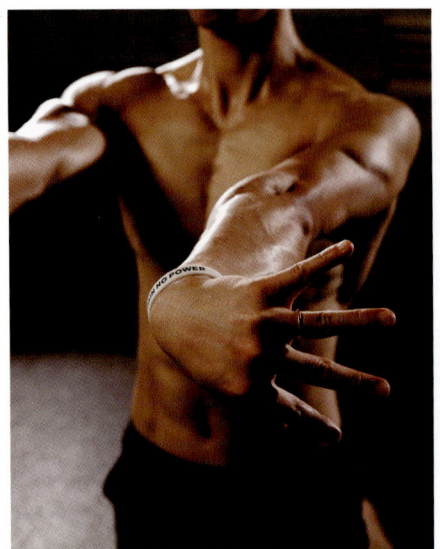

7 손등이 앞을 바라보게, 손끝을 바깥쪽으로 하여 양손을 편다.

8 팔을 앞으로 곧게 뻗은 상태에서 강하게 주먹을 쥔다.

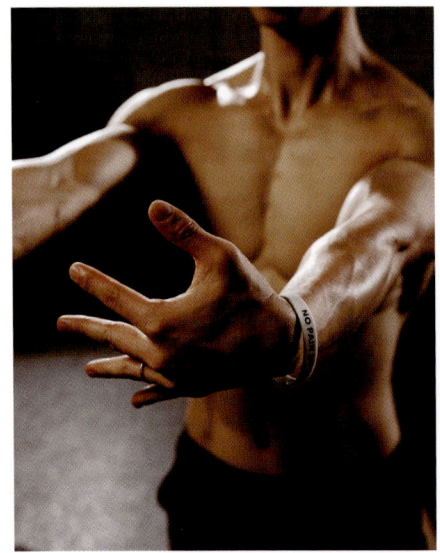

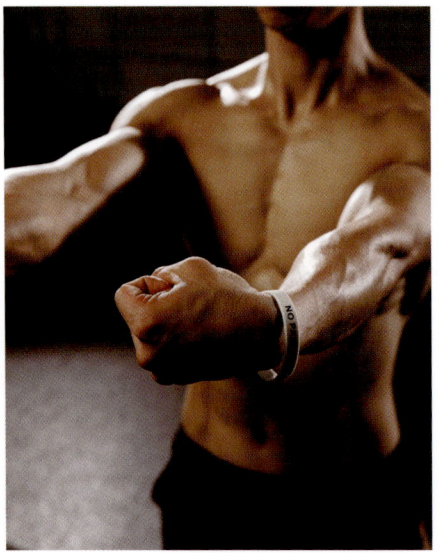

9 손등이 앞을 바라보게, 손끝을 안쪽으로 하여 양손을 편다.

10 팔을 앞으로 곧게 뻗은 상태에서 강하게 주먹을 쥔다.

UPPER BODY · wrist.arm
06 손가락으로 버티기

🕐 최소 10초 이상 버티기

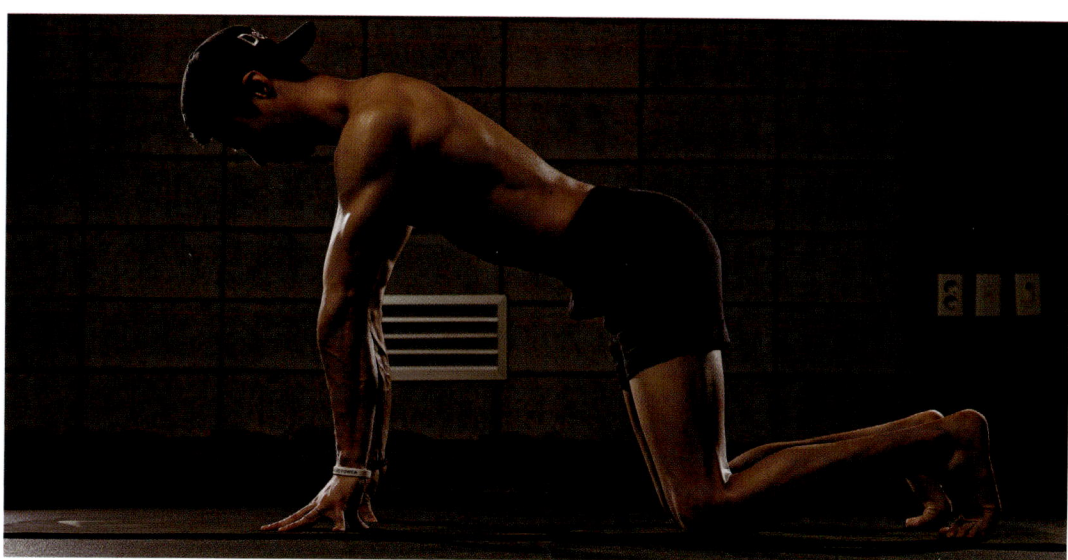

1 테이블 자세에서 손가락을 뻗어 체중을 지탱하며 버틴다. 손바닥이 바닥에 닿거나 팔꿈치가 굽지 않도록 해야 한다. 점차 버티는 시간이 늘어 힘이 좋아지면 다리를 뻗어 좀 더 강도를 높여서 한다.

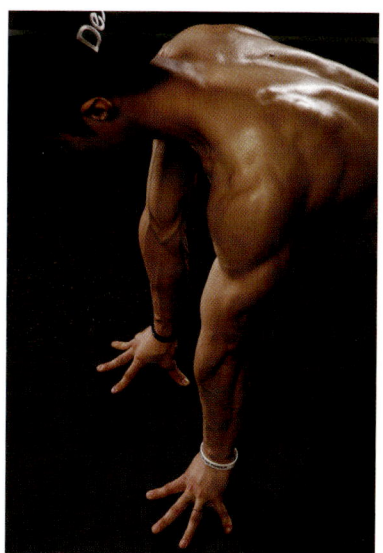

UPPER BODY • wrist.arm
07 손바닥 푸시업

N 최소 5회 이상

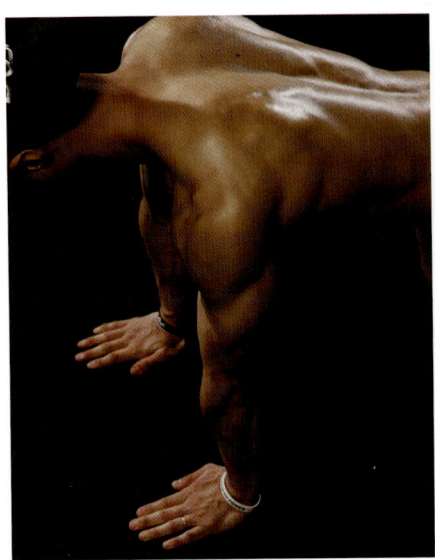 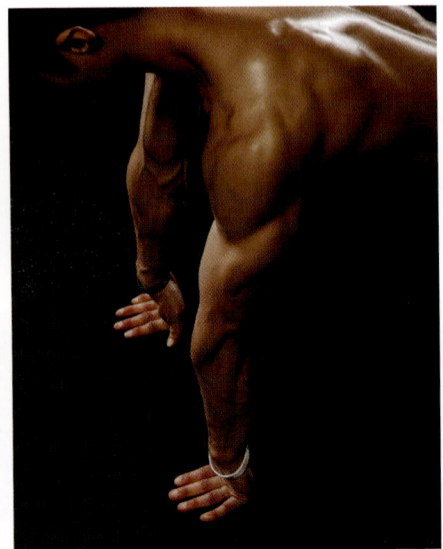

1 테이블 자세를 잡고, 어깨와 양손이 90도가 되도록 손바닥을 바닥에 댄다.

2 손가락은 그대로 두고 손바닥을 서서히 들어 올린다.

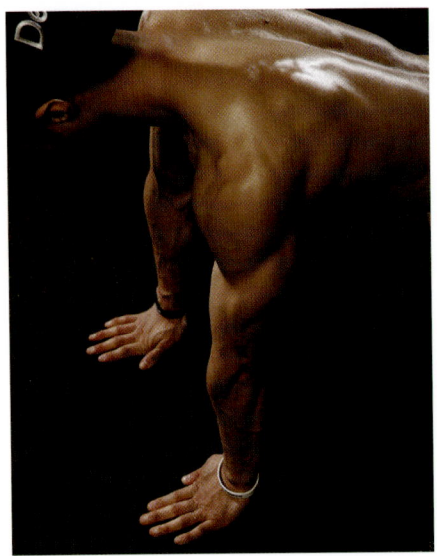 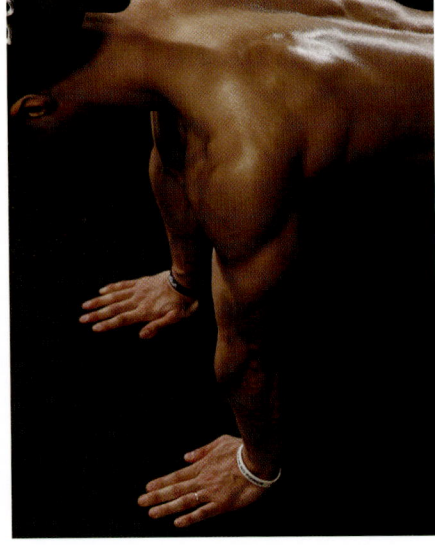

3 손가락만으로 체중을 버티고 천천히 내려와 바닥을 다시 짚는다. 팔꿈치가 굽지 않도록 한다. 점차 시간이 늘어 버티며 내려가는 힘이 좋아지면 다리를 뻗어 좀 더 강도를 높여서 한다.

UPPER BODY • wrist.arm
08 손목 푸시업

N 최소 5회 이상

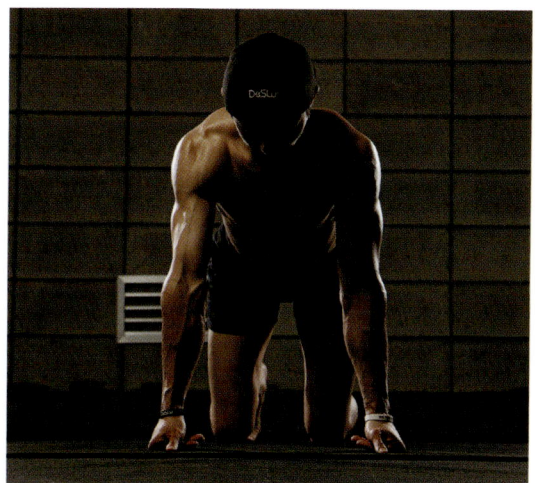

1. 테이블 자세에서 엄지가 앞쪽을 향하게 한 후 주먹을 쥔다. 이때 엄지를 뺀 나머지 손가락이 손바닥 안쪽으로 들어가지 않고, 밖으로 빠져나오게 한다.

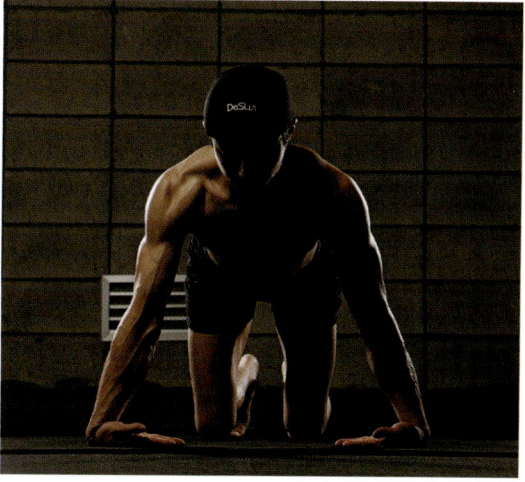

2. 그 상태에서 손목을 꺾어 손등이 바닥에 닿게 한다.

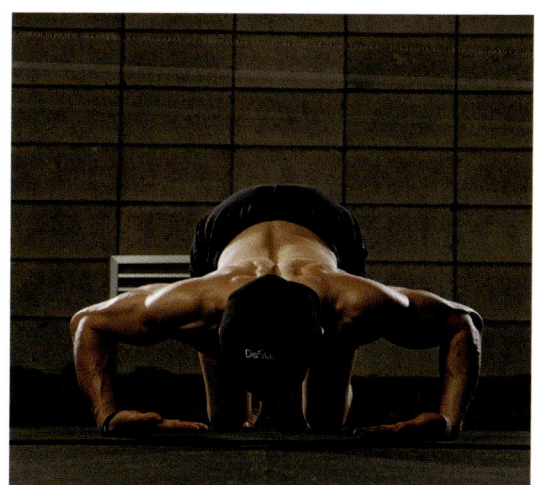

3. 그대로 팔꿈치를 접어 푸시업을 한다. 손목에 적절히 체중을 실어가며 최소 5회 이상 한다.

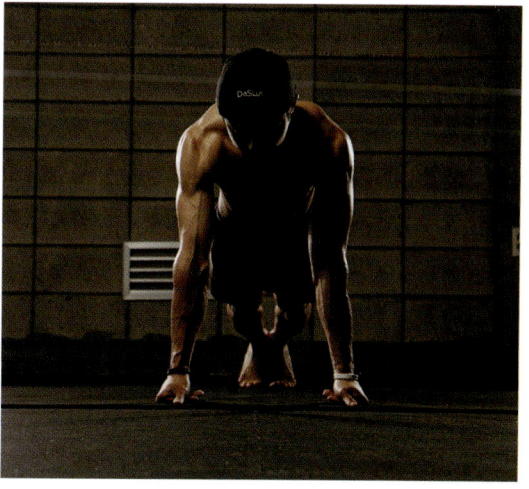

4. 테이블 자세로 충분히 연습한 후 무릎을 꿇고 하는 게 편해지면, 이제 무릎을 펴서 푸시업 자세로 해보자. 손목 강화에 더욱 효과적이다.

upper body
06

whole body
상체와 몸통 전체 스트레칭

어깨와 가슴, 허리를 동시에 스트레칭 할 수 있는 동작들을 소개한다.

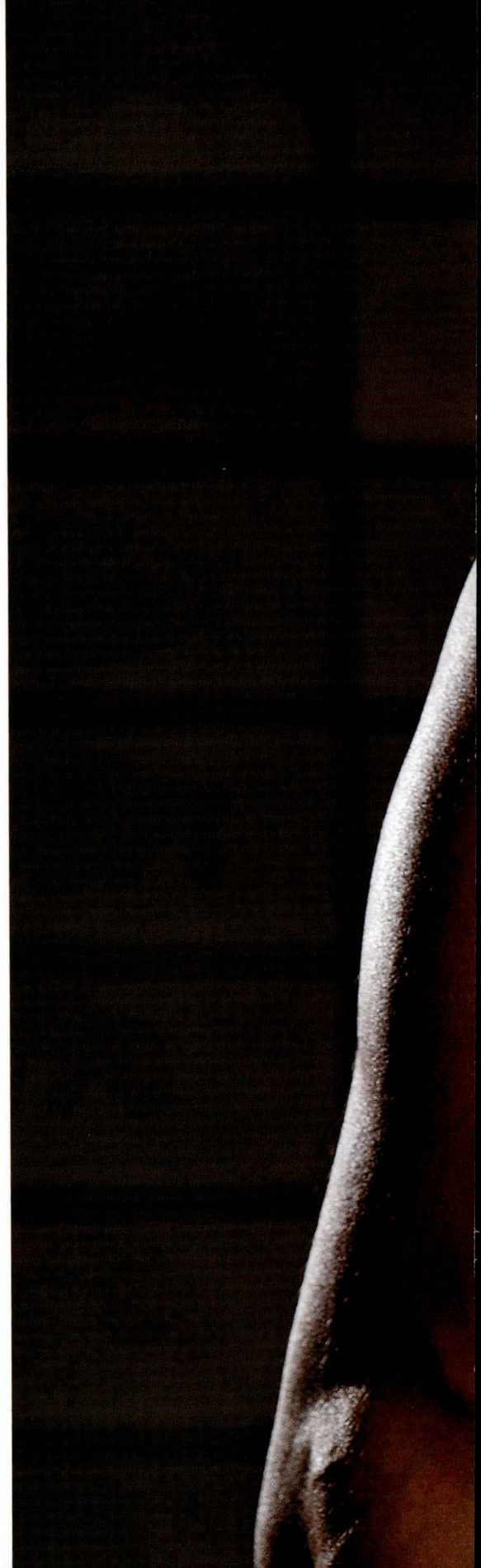

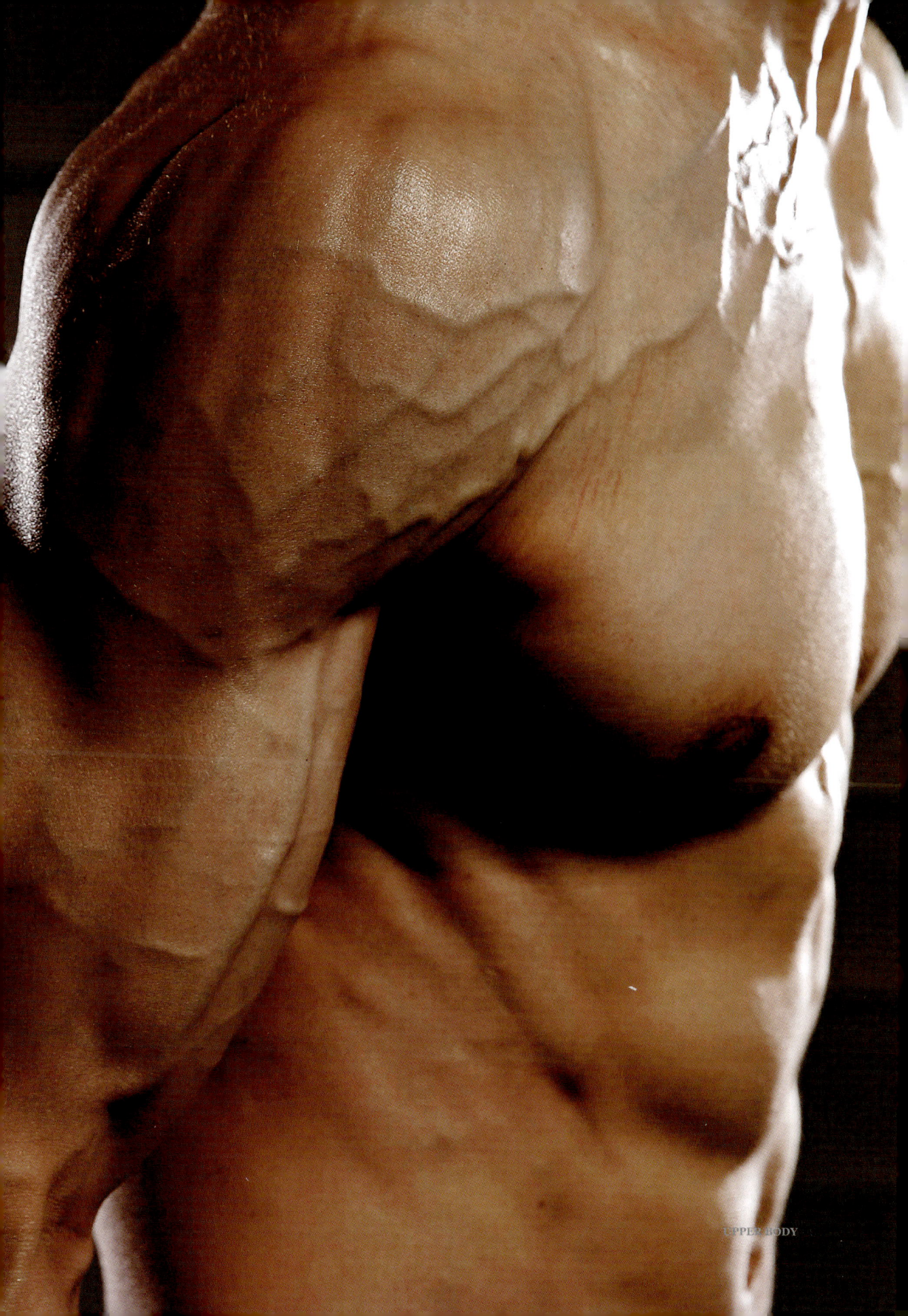

UPPER BODY · whole body
01 양손 바닥 짚고 어깨, 허리 누르기

> 최소 20초 이상 버티기

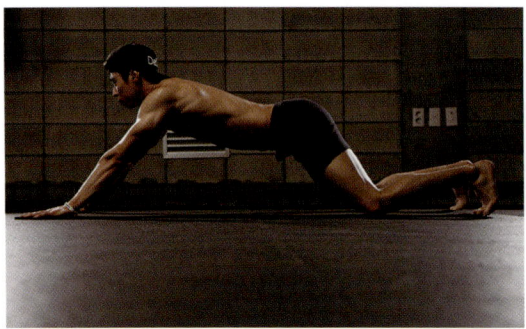

1. 무릎을 바닥에 댄 상태에서 양팔을 어깨너비로 벌리고, 머리보다 30cm 위쪽 바닥에 손을 짚고 자세를 잡는다.

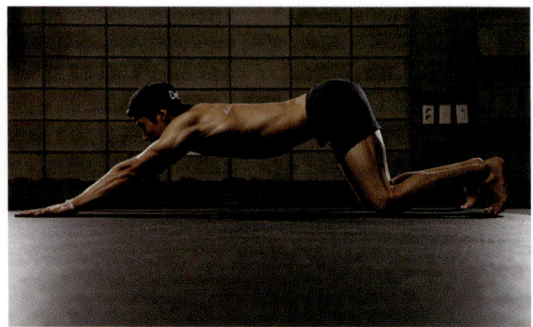

2. 엉덩이를 뒤로 빼며 상체를 바닥으로 서서히 내린다.

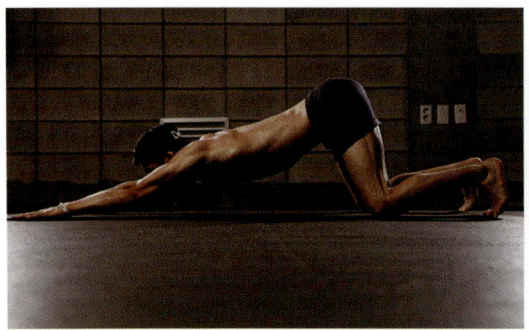

3. 어깨를 누른다는 느낌으로 상체를 조금 더 내린다.

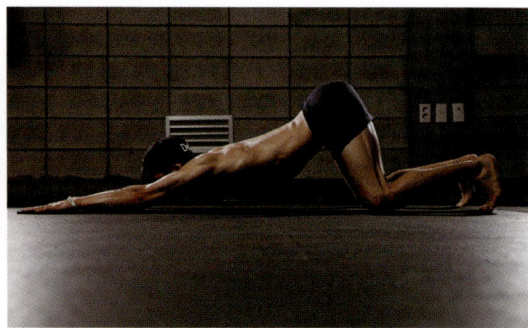

4. 어깨가 더 이상 눌리지 않을 때 허리를 꺾어 조금 더 내려가게 한다.

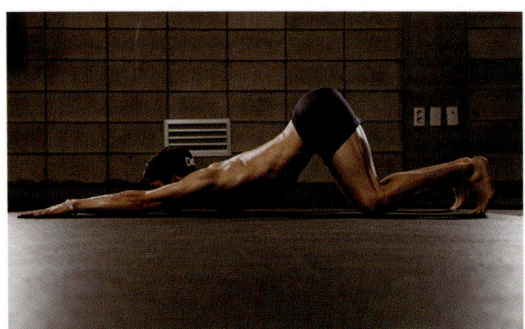

5. 가슴을 최대한 벌리며 날개뼈가 모이는 느낌으로 가슴이 바닥에 닿도록 노력한다.

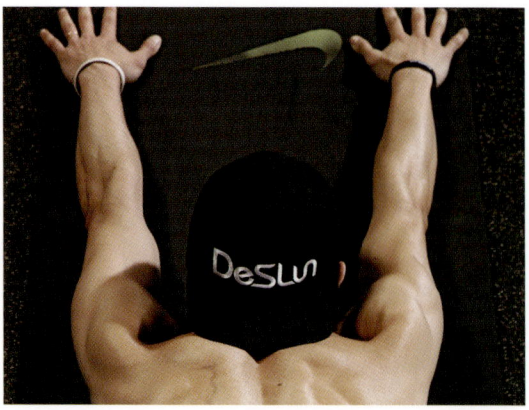

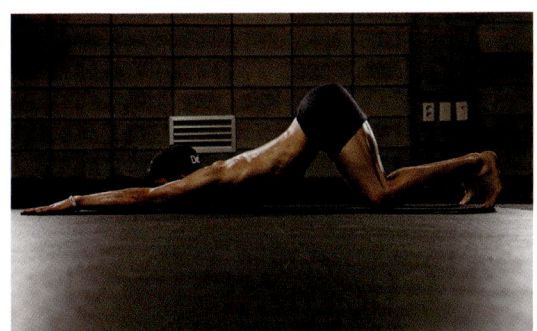 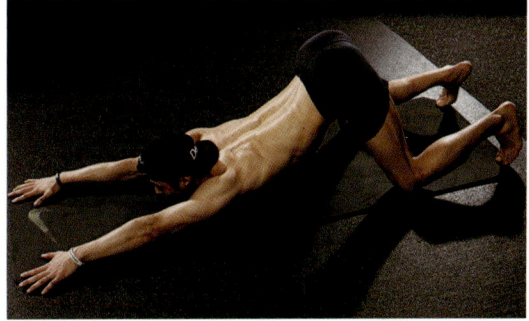

6 마지막으로 겨드랑이가 바닥에 닿는다는 생각으로 상체 전체를 바닥으로 누른다. 너무 급하게 누르지 않고, 천천히 늘려준다. 엉덩이가 무릎보다 뒤쪽으로 가면 난이도가 쉬워진다.

Bonus Tip

· 양쪽 팔꿈치를 바닥에 대고 같은 방법으로 할 수 있다.
이렇게 하면 어깨와 가슴 쪽이 스트레칭 되는 것을 더 강하게 느낄 수 있다.

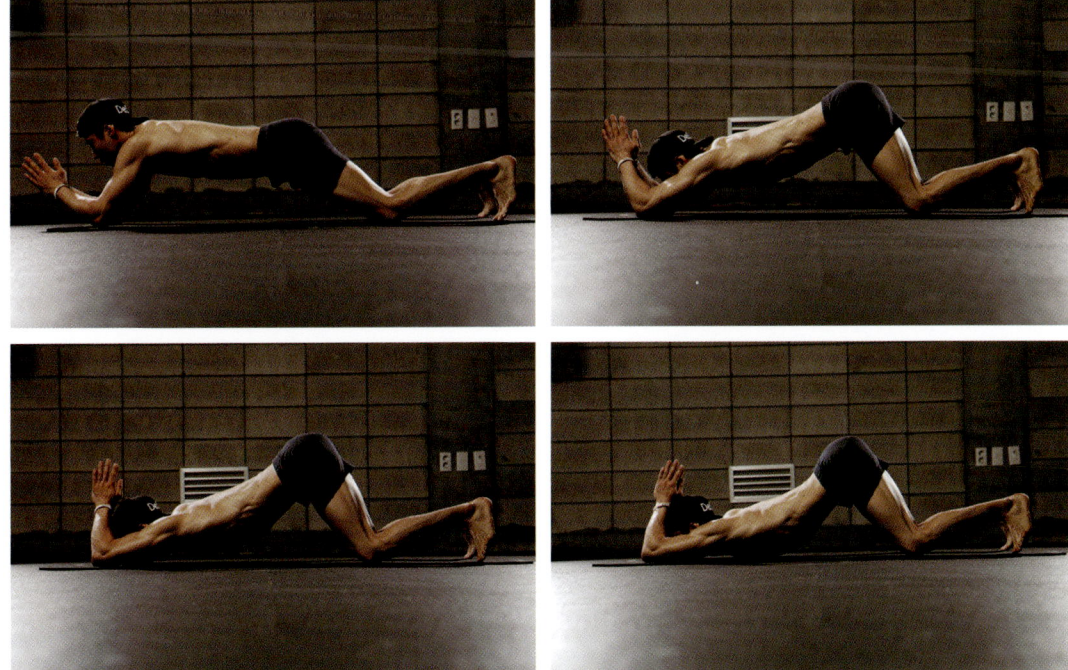

UPPER BODY • whole body

02

리버스 플랭크 (reverse plank)

- ⓣ 최소 10초 이상 버티기
- ⓝ 최소 5회 이상

'플랭크'란 몸을 한 자세로 고정시키는 운동으로, 리버스 플랭크는 기본 자세와 반대로 변형된 동작이다. 몸의 중심 근육과 뒤쪽 근육 전체를 강화시켜준다.

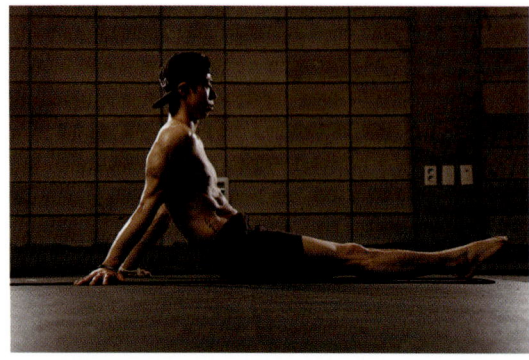
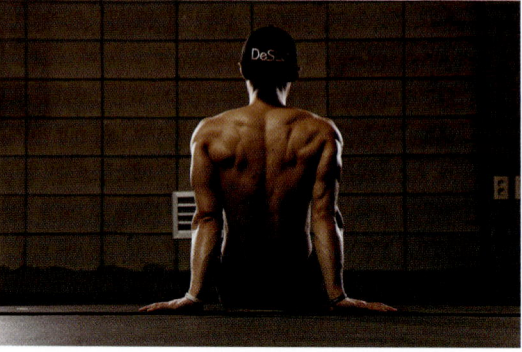

1 다리를 펴고 앉아 어깨너비로 양팔을 벌려 엉덩이에서 30cm 정도 뒤에 손을 짚는다. 손끝은 양옆을 향하게 하고, 팔을 곧게 편다.

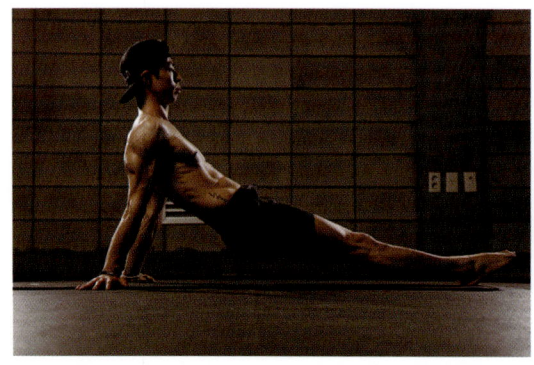
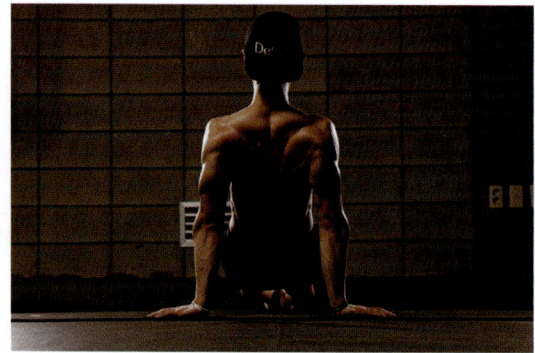

2 양팔과 뒤꿈치로 체중을 지탱하며 엉덩이를 천천히 들어 올린다.

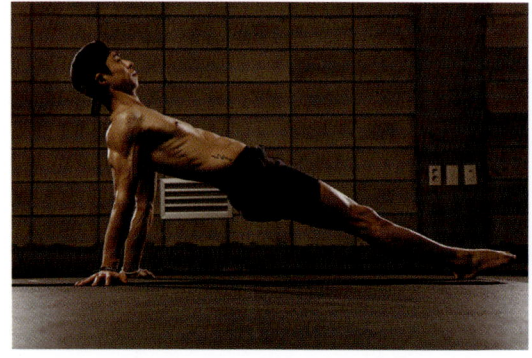
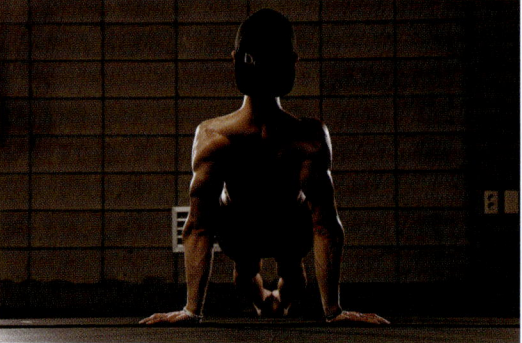

3 발끝으로 지면을 눌러 내린다고 생각하면서 어깨와 엉덩이, 발목이 일직선이 되게 한다. 이때 어깨 아래쪽에 손이 위치해야 한다.

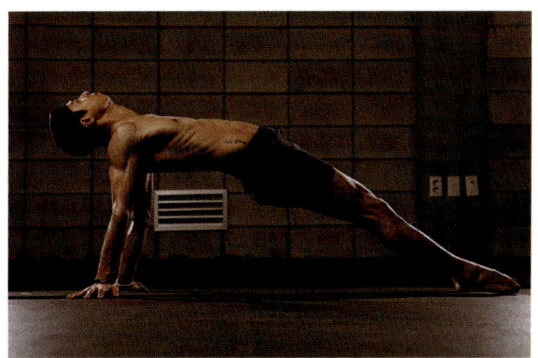 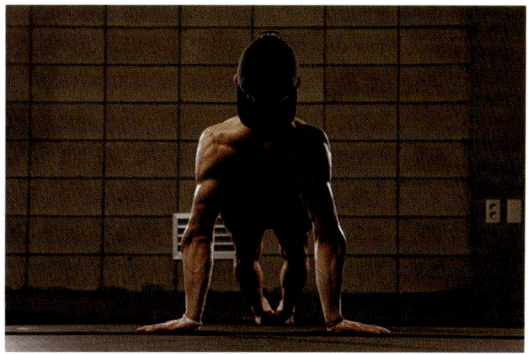

4 무리 없이 자세를 잡았다면 가슴을 앞으로 열고 어깨를 조금 더 바닥으로 내리며 날개뼈가 모이게 해준다. 자세를 잡고 최소 10초 이상 버틴다. 점차 시간이 늘면 조금 더 가슴을 내밀며 몸 앞쪽이 늘어나는 것을 느껴보자.

Bonus Tip

가능하다면 발끝이 바닥에 닿게 하여 발목을 최대한 늘린다. 손을 짚는 방법은 두 가지가 있다. 왼쪽 사진처럼 손끝이 바깥쪽을 향하게 하면 날개뼈가 뒤에서 모이는 것이 좀 더 쉬워져 어깨 앞쪽과 가슴이 더 늘어난다. 오른쪽 사진처럼 손끝이 뒤쪽을 향하게 하면 근육이 늘어나는 것은 조금 줄어들지만 팔꿈치를 동시에 스트레칭 할 수 있다.

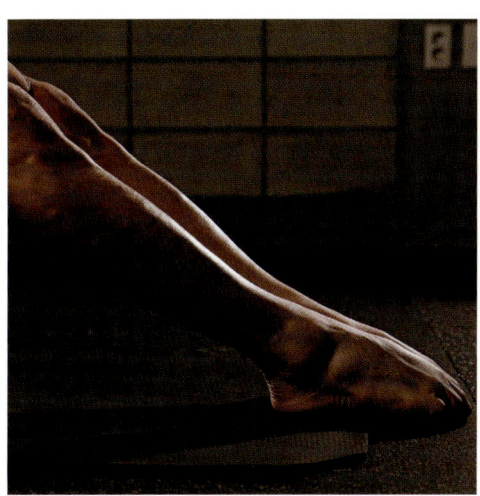 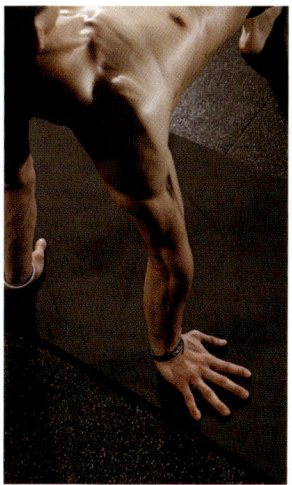 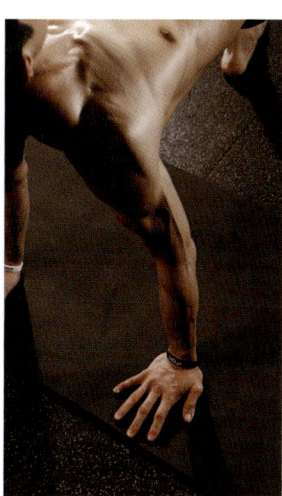

UPPER BODY · whole body

03

날개뼈(견갑골) 푸시업

날개뼈를 감싸고 있는 근육들과 어깨 주변근의 스트레칭 강화에 효과적인 방법이다.
notice 날개뼈를 최대한 벌려줄 때 엉덩이가 같이 올라가지 않도록 주의한다. 최대한 넓은 범위로 움직일 수 있도록 노력해보자.

N 최소 5회 이상

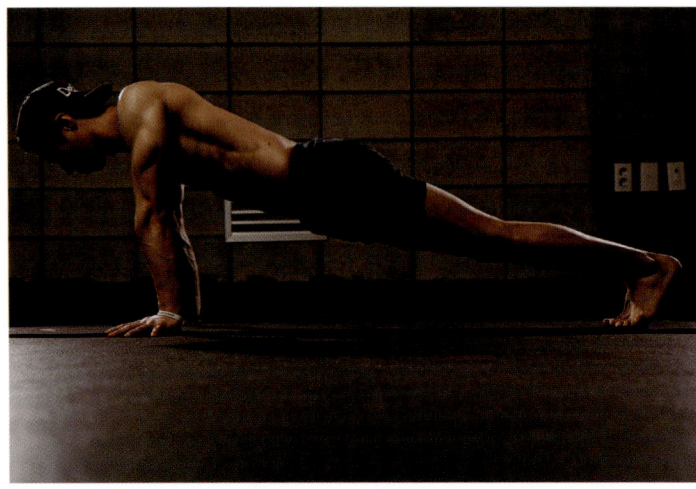 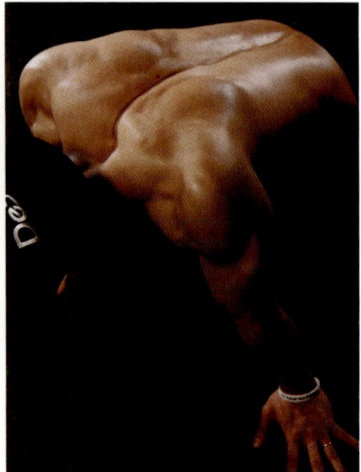

1 푸시업 자세에서 날개뼈를 최대한 모아주며 상체가 아래로 내려가게 한다.

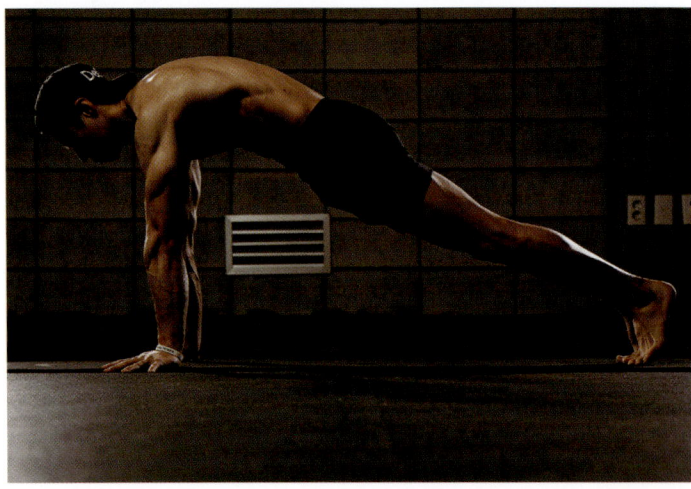 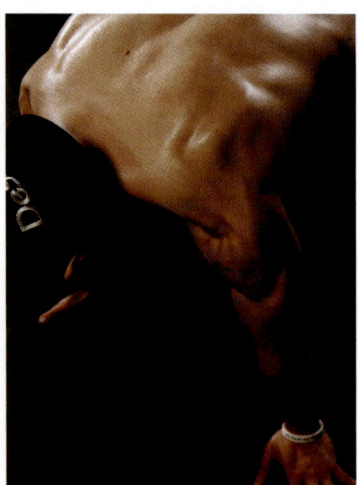

2 지면을 밀어내는 느낌으로 날개뼈를 최대한 넓게 벌려준다. 등을 동그랗게 만든다고 생각하면 이해하기 쉽다.

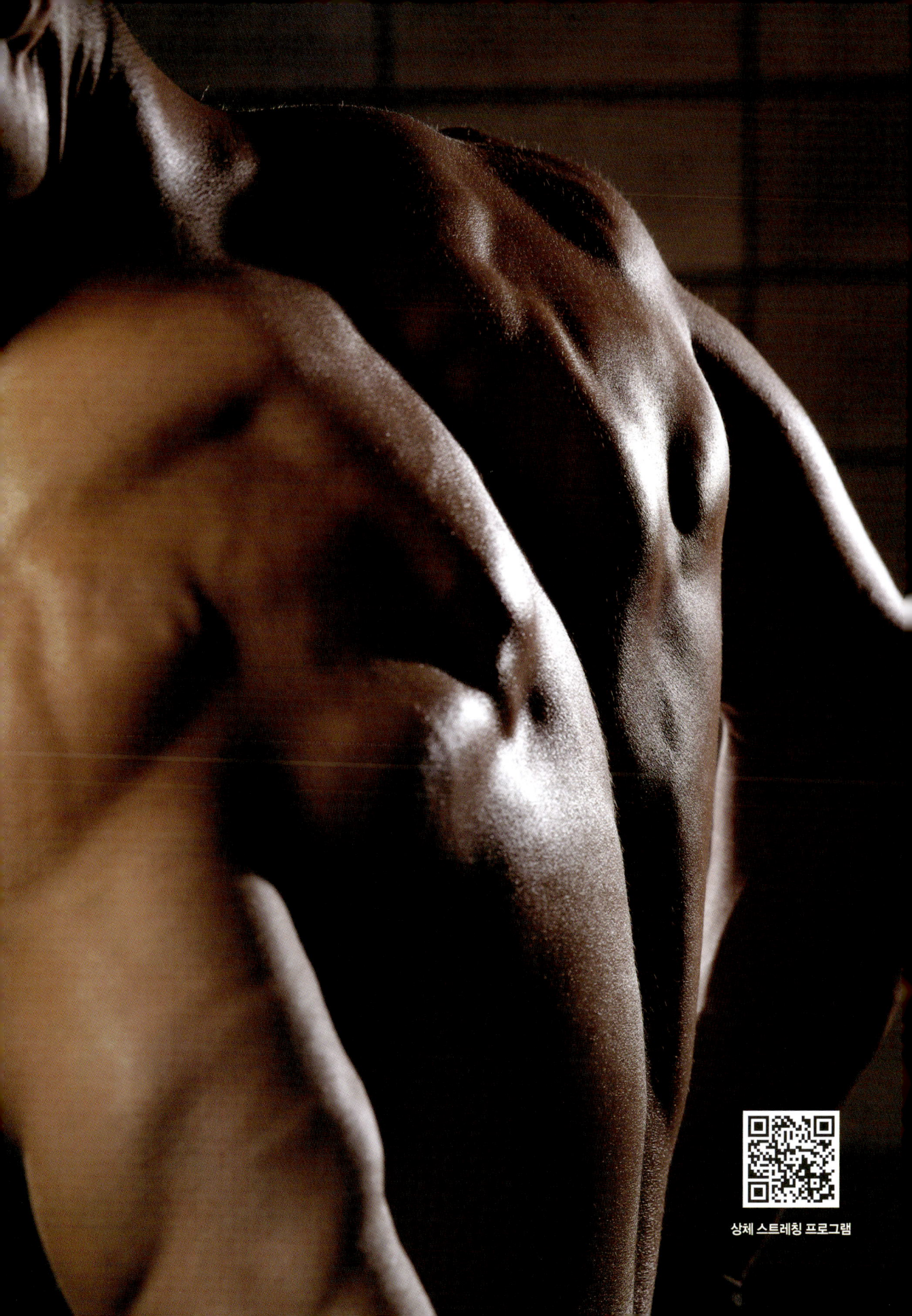

상체 스트레칭 프로그램

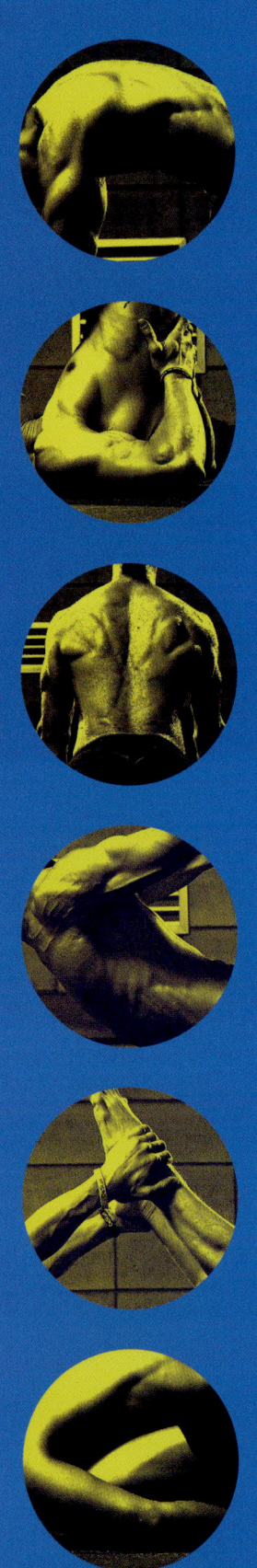

2

TORSO
몸통

허리 통증은 오래 전부터 끊임없이 사람들을 괴롭혀왔다. 우리 몸에 중심이 되는 허리를 건강하게 유지하고 통증을 예방하기 위해 할 수 있는 스트레칭을 소개한다. 평소 운동을 하는 사람들은 허리의 유연함이 동반되어야 가능한 동작들이 있고, 허리의 유연성은 흉추와 골반의 움직임에도 영향을 끼치기 때문에 반드시 해야 하는 스트레칭이다. 뿐만 아니라 운동 효과를 배가시킬 수 있다.

torso

01

abdominal ·waist

복근·허리

허리를 잡아주는 근육이 없는 상태에서 복근이 과도하게 단축되어 있으면 허리를 앞쪽으로 굽게 만드는 요인이 된다. 다음에 나오는 스트레칭들로 허리와 복근을 잘 풀어주고, 운동을 시작해야 한다. 운동을 하지 않더라도 대부분 가지고 있는 척추질환을 예방하고, 통증을 감소시키는 방법이므로 소홀히 해서는 안 된다.

몸통 스트레칭 동작에는 허리를 비틀거나 굴곡, 신전시키는 동작들이 많다. 현재 본인의 허리 상태가 좋지 않거나 통증이 있다면 각별히 주의하여 스트레칭 해야 한다. 하지만 결국엔 허리 건강에 도움을 주는 동작이니 조금씩 천천히 늘리며 따라해보자. 단, 모든 동작은 기간을 두고 아주 천천히 정도를 늘려가도록 한다.

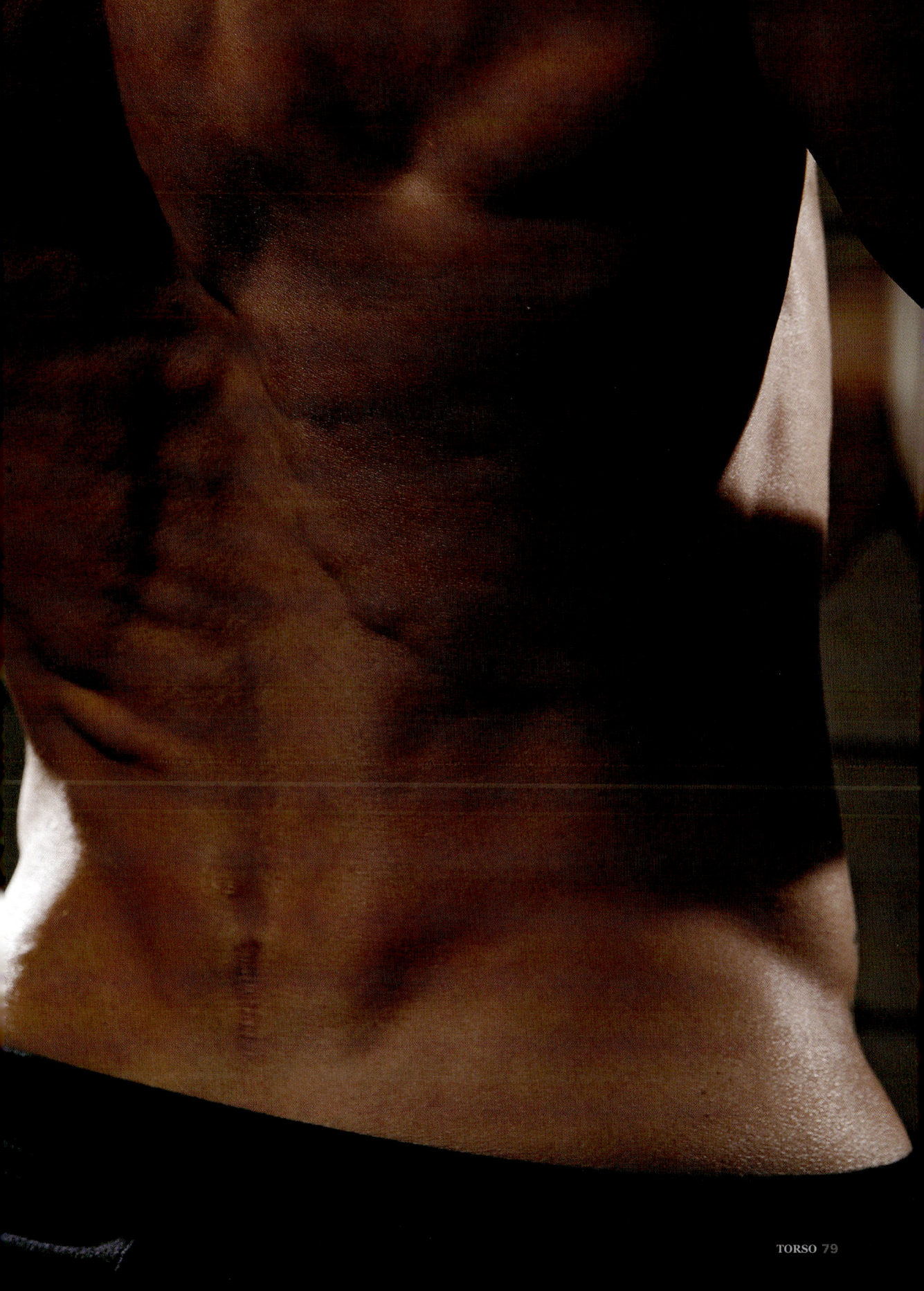

TORSO · abdominal .waist

01

고양이, 소 자세

- T 동작당 최소 4초 이상
- N 최소 5회 이상

notice 최대한 동작을 크게 하여 허리가 늘었다, 줄었다 하는 걸 느낄 수 있어야 한다.

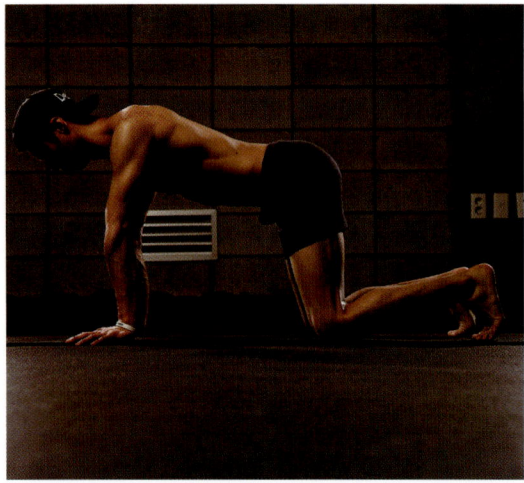

1 양팔을 어깨너비로 벌려 바닥을 짚고, 어깨와 손목, 무릎과 엉덩이가 수직이 되게 자세를 잡는다.

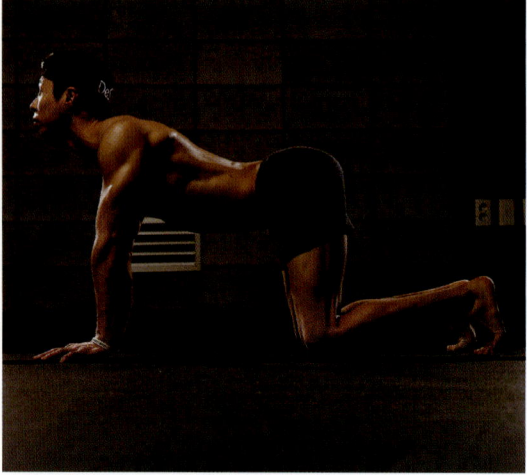

2 날개뼈에 힘을 빼고, 허리는 힘을 주며 바닥으로 눌러 등이 아래로 곡선을 그리게 만든다. 동시에 목을 들어 올린다.

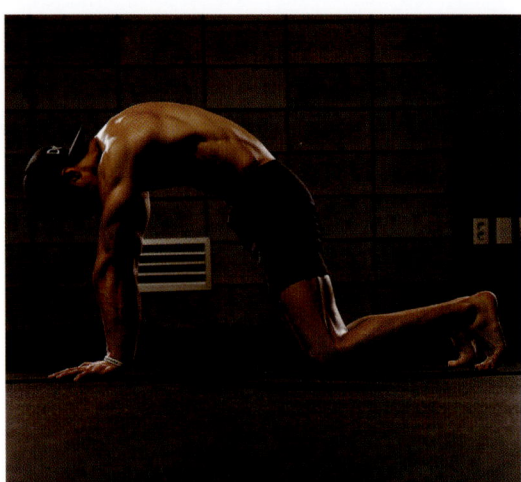

3 이번엔 반대로 바닥을 강하게 밀어낸다는 느낌으로 등을 위로 둥글게 말아준다. 이때 등뿐 아니라 허리 아랫부분까지 크게 반원을 그린다고 생각하며 한다. 2번 자세와 번갈아가며 반복한다.

TORSO · abdominal .waist
02 누워서 골반 전방경사 후방경사

N 최소 5회 이상

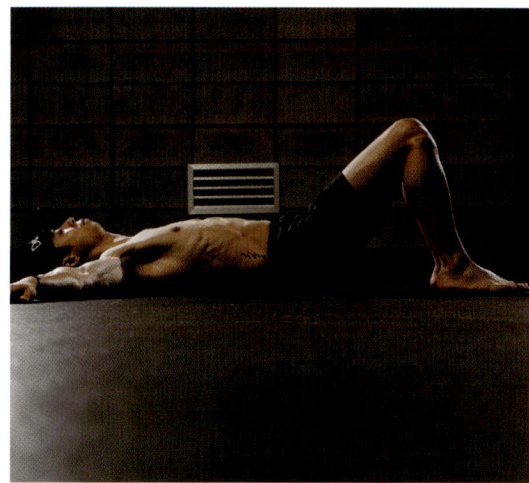

1 등을 바닥에 대고 누운 후 다리는 무릎을 세워 편하게 둔다. 양팔은 V자 형태로 위로 뻗는다.

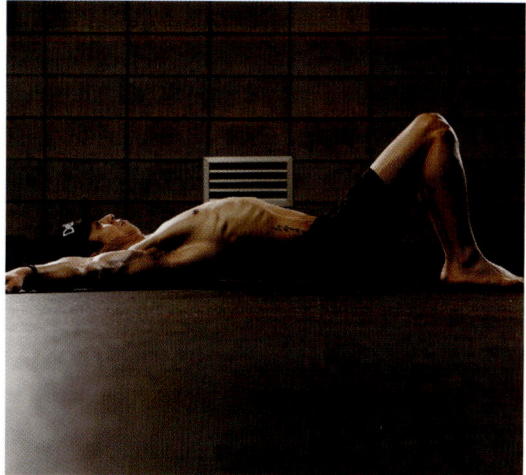

2 엉덩이와 등 아랫부분을 지지점으로 허리를 바닥에서 뗀다. 허리 아랫부분과 골반 윗부분이 아치를 그린다는 느낌으로 해보자.

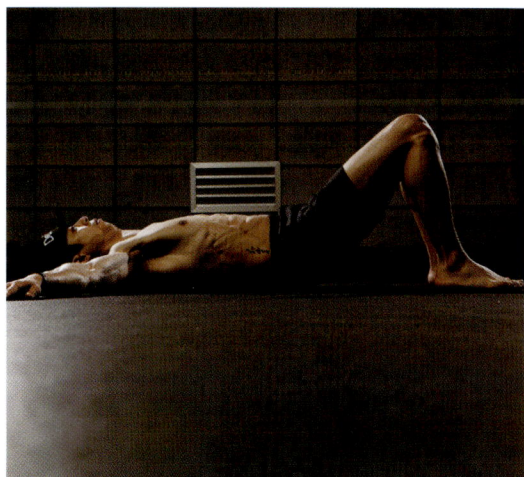

3 이번엔 배에 힘을 주어 허리를 바닥에 강하게 누른다. 꼬리뼈를 최대한 배꼽 쪽으로 당긴다는 느낌으로 해보자. 2번 동작과 번갈아 가며 반복한다.

TORSO · abdominal .waist

03

와이드 스쿼트 허리 트위스트

🕒 최소 10초 이상 버티기

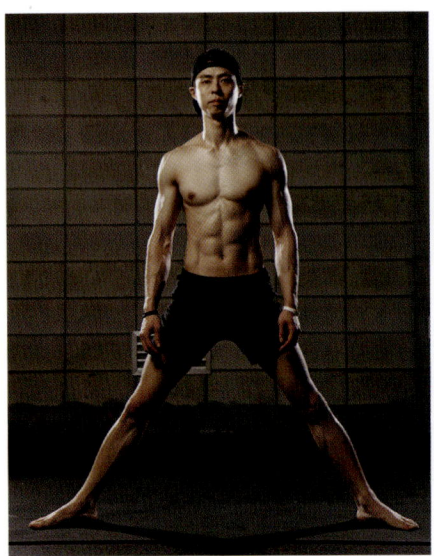

1 어깨너비 두 배로 양발을 벌리고, 발끝은 45도 정도 향하게 바로 선다. 다리를 넓게 벌릴수록 허리와 허벅지 안쪽이 동시에 스트레칭 된다.

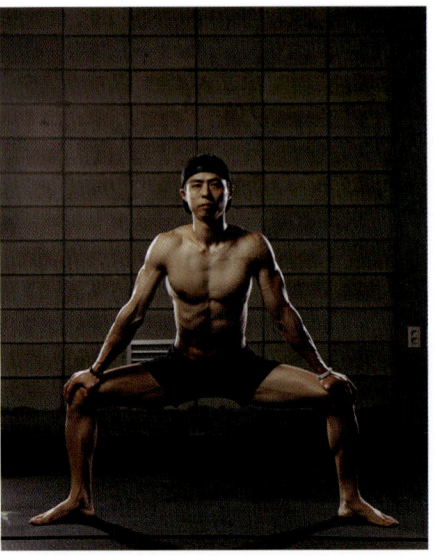

2 양쪽 다리를 90도 정도로 굽히고, 양손으로 무릎을 짚는다.

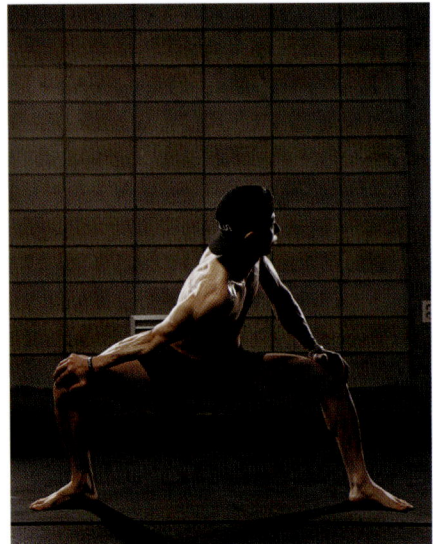

3 오른팔을 앞으로 곧게 뻗어 무릎을 누르며 허리를 비튼다. 이때 시선은 왼쪽 뒤를 향하도록 고개를 돌린다.

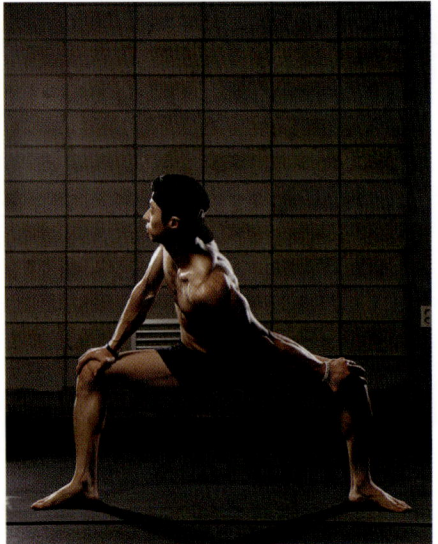

4 반대편 왼팔도 같은 방법으로 한다.

TORSO • abdominal .waist
04
서서 허리 트위스트

🇹 최소 10초 이상 버티기

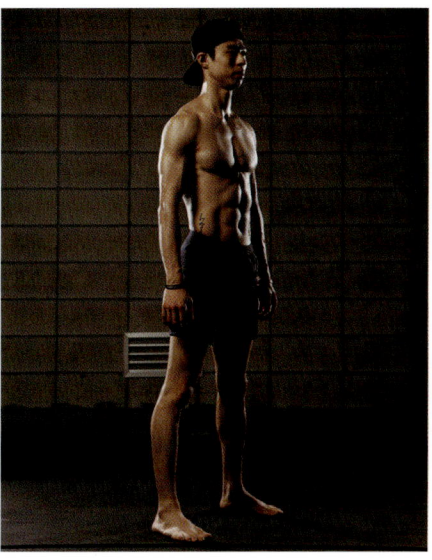

1 양발을 어깨너비로 벌리고 바로 서서 시선은 정면을 향한다.

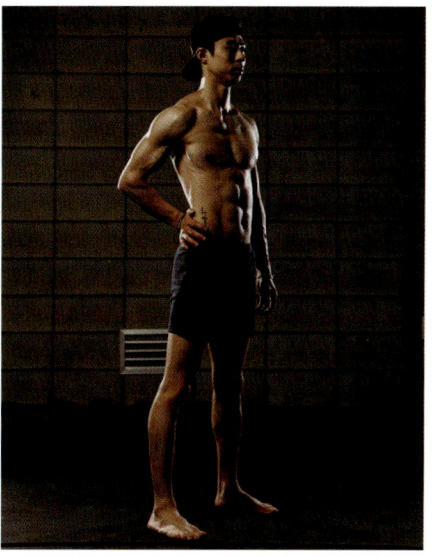

2 오른손 앞꿈치로 골반의 윗부분, 옆구리 쪽을 짚고 힘을 주어 민다.

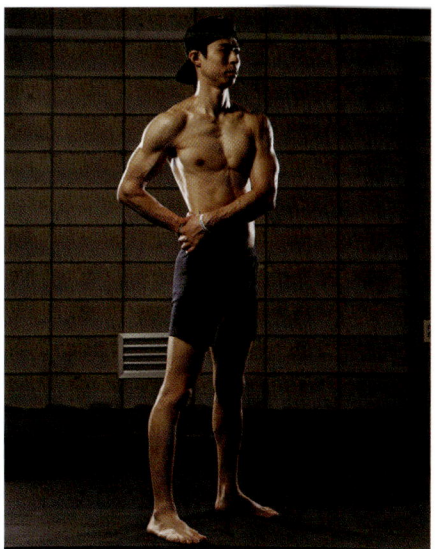

3 왼손으로 골반 위에 있는 오른손을 포개어 잡고 힘을 주어 당긴다.

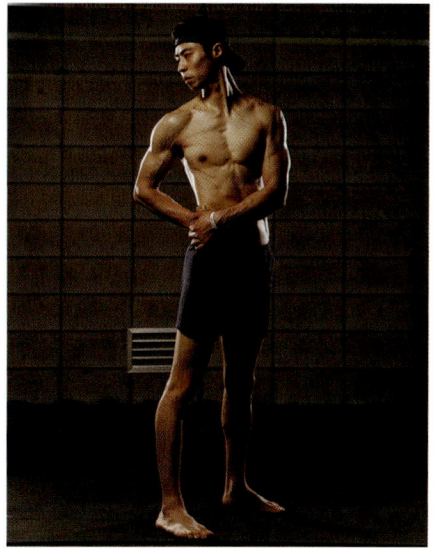

4 밀어내는 쪽 손(오른손) 방향으로 시선을 돌리며 허리를 비튼다. 반대편 왼팔도 같은 방법으로 한다.

TORSO · abdominal .waist

05

앉아서 한 다리 허벅지에 올리고 무릎 누르며 허리 트위스트

> 최소 10초 이상 버티기

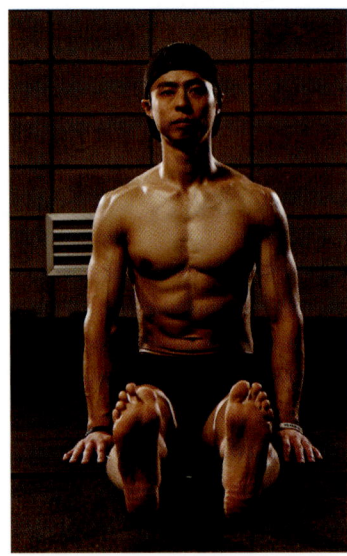

1 바닥에 앉아서 양발은 어깨너비로 벌려 앞으로 곧게 뻗고, 몸은 꼿꼿이 세운다.

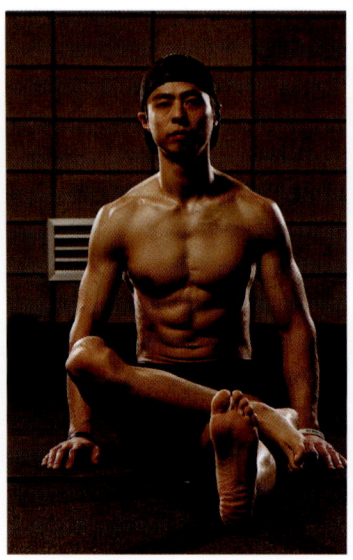

2 오른쪽 다리를 접어 발목을 왼쪽 무릎 위에 올려놓는다.

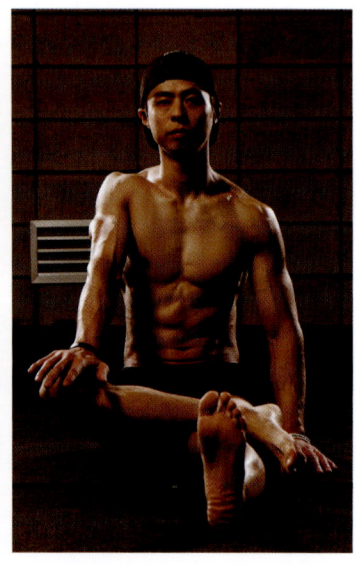

3 오른손으로 오른쪽 다리 무릎을 짚는다.

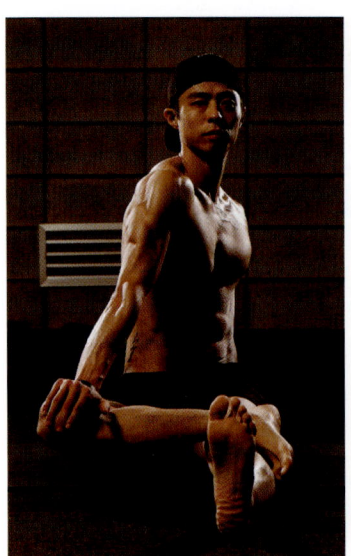

4 오른손으로 무릎을 바닥으로 밀어내며 왼손은 허리 뒤쪽 바닥을 짚는다.

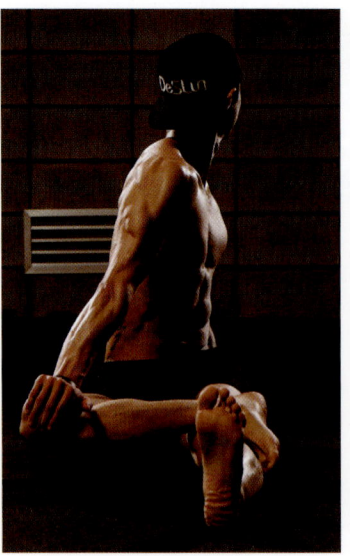

5 허리를 틀면서 시선은 뒤를 향하고, 오른팔은 접히지 않도록 한다.

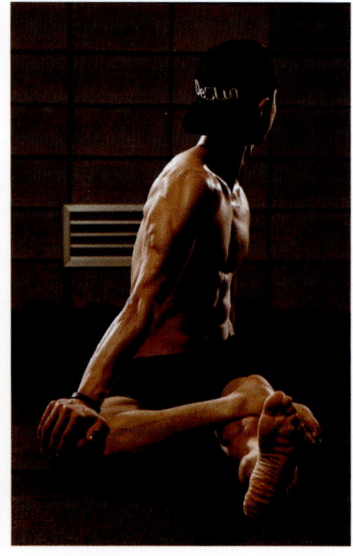

6 무릎이 바닥에 닿는다는 느낌으로 오른손으로 강하게 눌러주자. 동시에 허리를 최대한 비틀어본다. 반대편 왼쪽도 같은 방법으로 한다.

TORSO · abdominal .waist
06 앉아서 한 다리 꼬고 허리 트위스트

T 최소 10초 이상 버티기

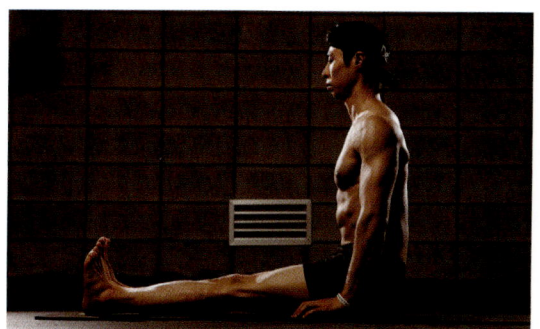

1 바닥에 앉아서 발끝이 위를 향하도록 하여 양발을 앞으로 곧게 뻗고, 몸은 꼿꼿이 세운다.

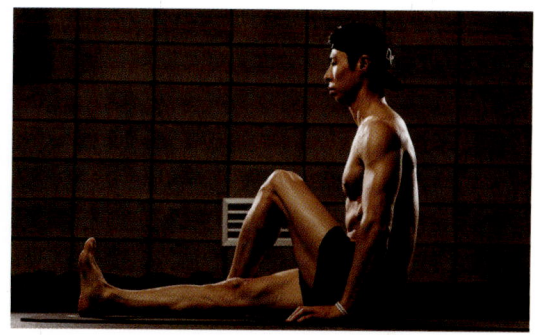

2 왼쪽 다리를 접어 오른쪽 다리 무릎 옆에 놓는다.

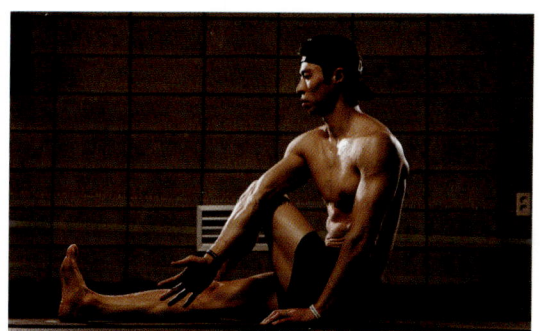

3 오른손 팔꿈치를 왼발 무릎 위에 댄다.

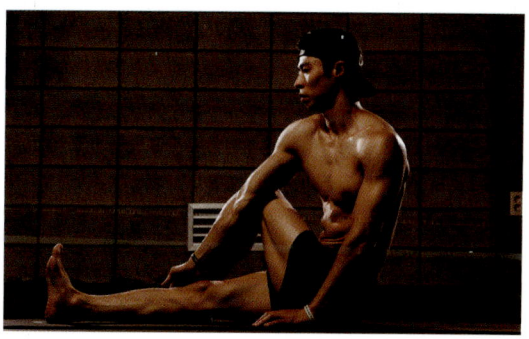

4 가능하다면 오른손으로 오른다리 무릎 옆쪽을 잡는다. 잡는 게 힘들다면 먼저 잡고, 3번 자세를 취해도 괜찮다.

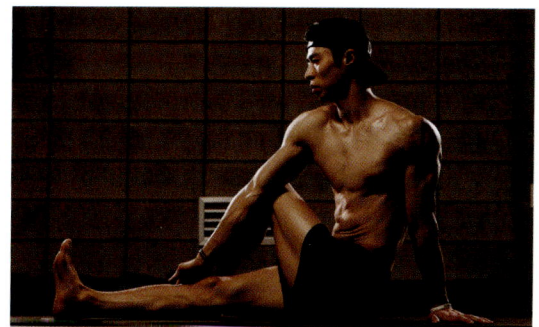

5 왼팔은 곧게 뻗어 엉덩이 뒤쪽 바닥을 짚는다.

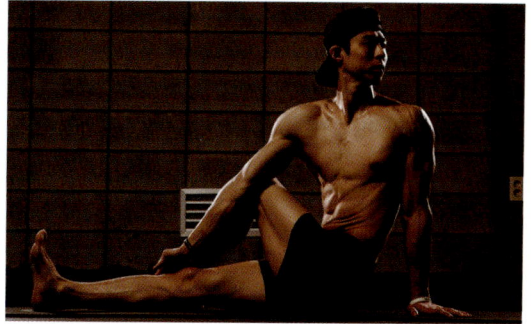

6 시선은 왼쪽 뒤를 향하고, 다리를 지지대 삼아 허리를 틀어준다. 이때 허리를 최대한 곧게 펴도록 노력한다. 반대편 오른쪽도 같은 방법으로 한다.

TORSO · abdominal .waist
07
서서 허리 받치고 뒤로 눕기

T 최소 10초 이상 버티기

notice 엉덩이에 힘을 주어 허리를 보호한 상태에서 뒤로 젖힌다.

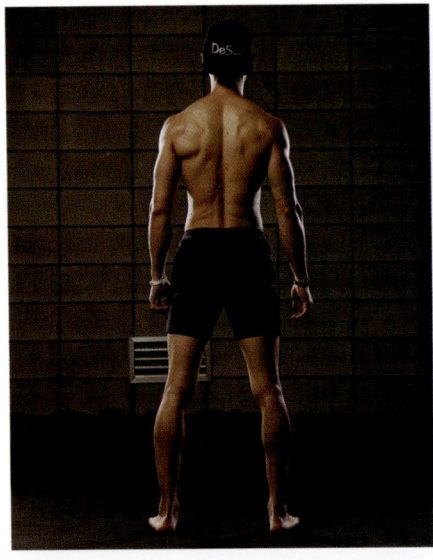

1 양발을 어깨너비로 벌리고 바로 서서 시선은 정면을 향한다.

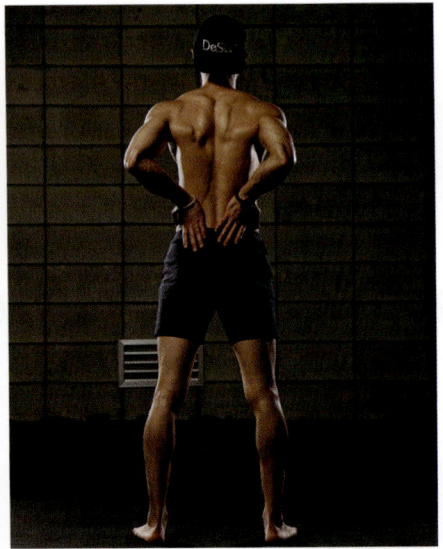

2 양손 끝이 바닥을 향하게 하고 엉덩이 위쪽, 허리 아래쪽을 받쳐준다.

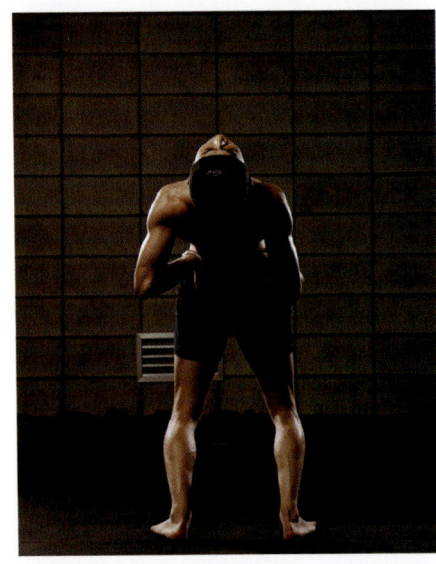
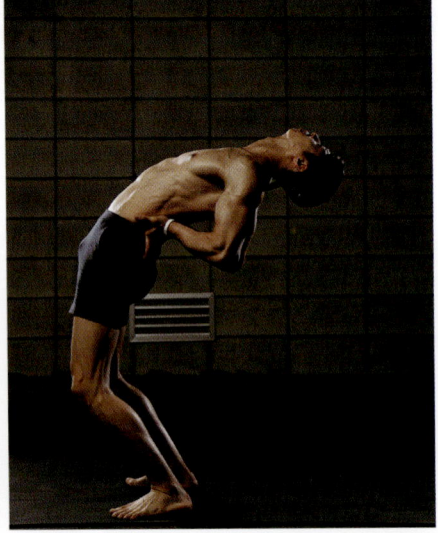

3 양손을 지지대 삼아 허리를 최대한 뒤로 젖힌다. 이때 골반을 앞으로 밀어낸다는 느낌을 가지면 좋다. 목에 힘을 빼고 고개도 같이 젖혀준다. 균형을 맞추기 위해 무릎을 약간 구부리는 것은 괜찮다.

TORSO • abdominal .waist
08

복근 늘리기 (코브라 자세)

notice 허리가 좋지 못한 사람은 각별히 주의해야 하는 스트레칭이다. 동작을 할 때 엉덩이에 힘을 주어 허리를 보호한 상태에서 해야 한다.

⏱ 최소 10초 이상 버티기

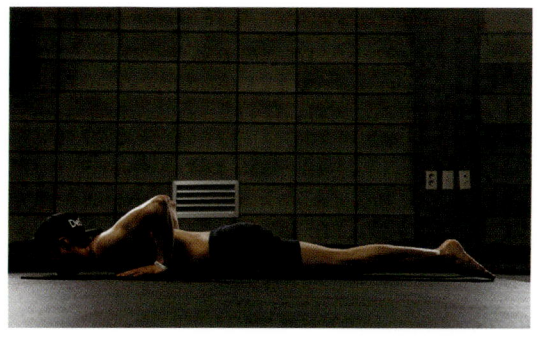

1 엎드린 상태에서 양손을 가슴 옆 바닥에 대고, 다리는 곧게 뻗는다.

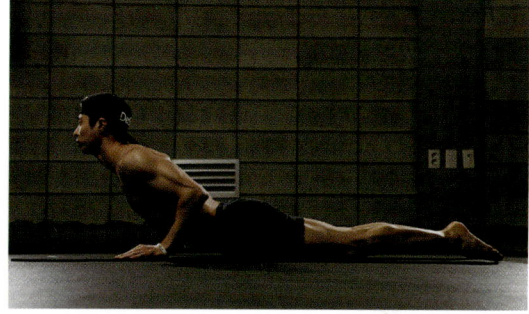

2 팔로 바닥을 밀며 상체를 들어 올린다. 이때 최대한 허벅지가 바닥에서 떨어지지 않도록 한다.

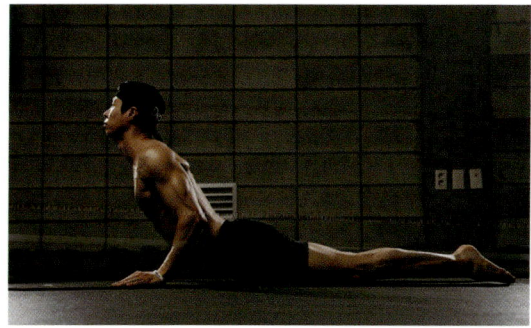
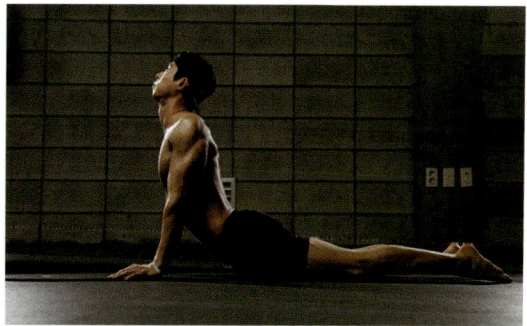

3 팔이 곧게 펴질 때까지 밀어 올린다. 마지막으로 고개도 뒤로 젖혀 시선이 하늘을 향하게 한다.

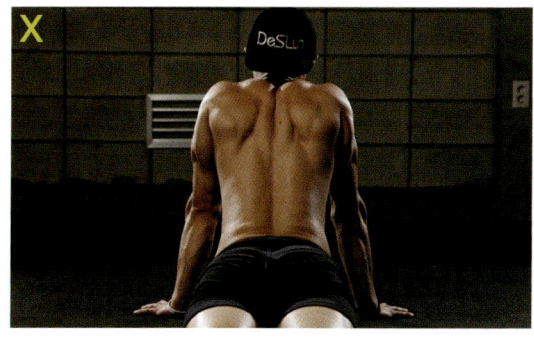
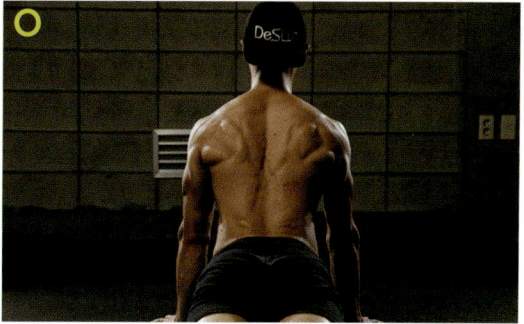

4 왼쪽 사진처럼 어깨가 올라가지 않게 최대한 내려준다 오른쪽 사진처럼 어깨가 앞으로 말리지 않고 가슴을 내밀며 어깨를 뒤쪽으로 보낸다는 느낌을 갖는다.

Bonus Tip

조금 더 강한 스트레칭을 원한다면 허벅지를 바닥에서 떼고 발끝을 지지대 삼아 자세를 잡자. 그 상태에서 허벅지가 바닥에 닿는다는 느낌으로 복근을 늘리며 허리를 바닥으로 눌러보자.

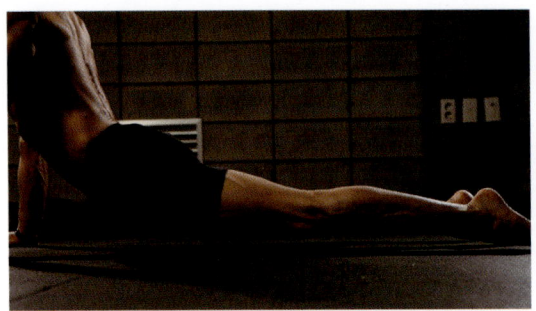 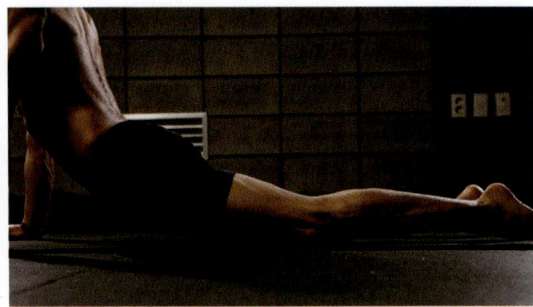

자세를 잡기 힘들다면 손을 조금 멀리 두고 해본다. 익숙해지면 손을 조금씩 어깨 밑으로 가져와 해보자.

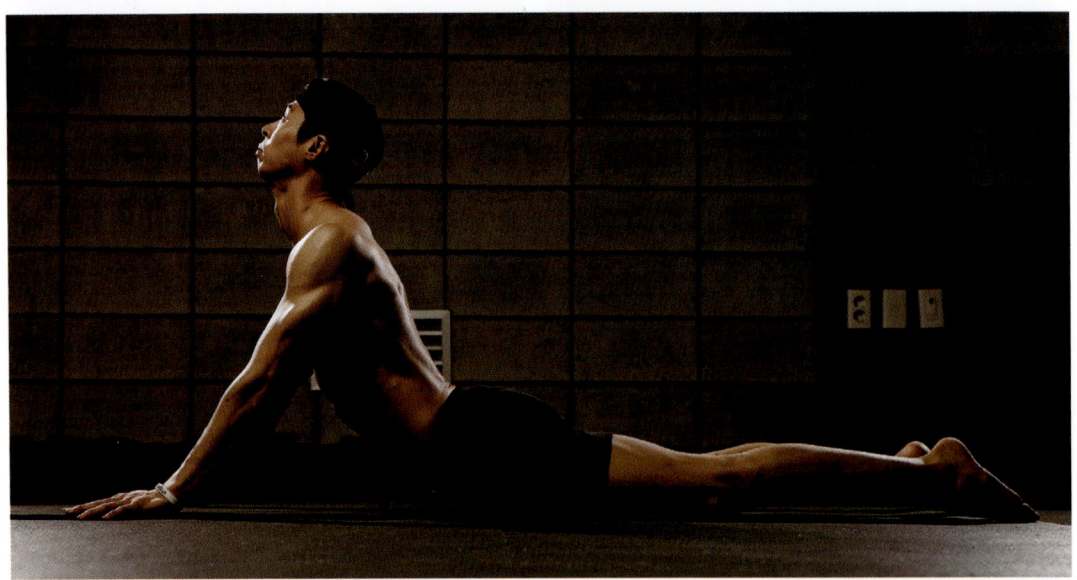

TORSO · abdominal .waist
09
엎드려서 양손 발등 잡고 업 (활 자세)

notice 허리가 좋지 못한 사람은 각별히 주의해야 하는 스트레칭이다. 동작을 할 때 엉덩이에 힘을 주어 허리를 보호한 상태에서 해야 한다.

⏱ 최소 10초 이상 버티기

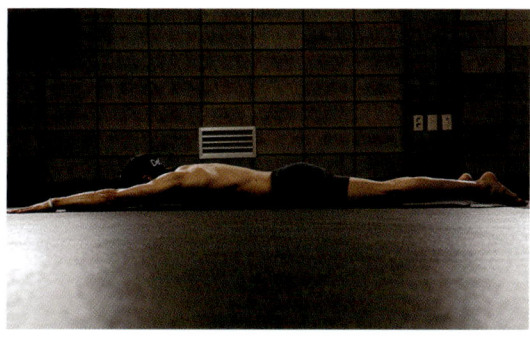

1 양발과 양손을 어깨너비로 벌리고, 곧게 뻗어 엎드린다.

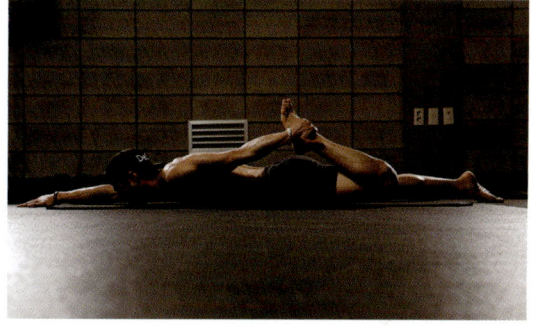

2 한쪽 다리를 접어 올려 같은 쪽 손으로 발등이나 발목을 잡는다.

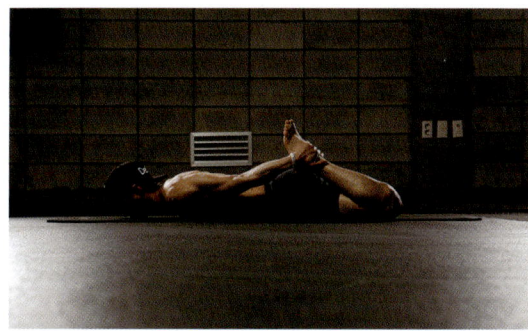

3 반대쪽도 같은 방법으로 잡는다.

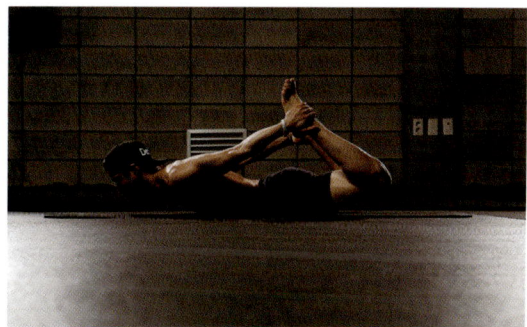

4 잡은 손을 중심으로 상체와 하체를 들어 올린다.

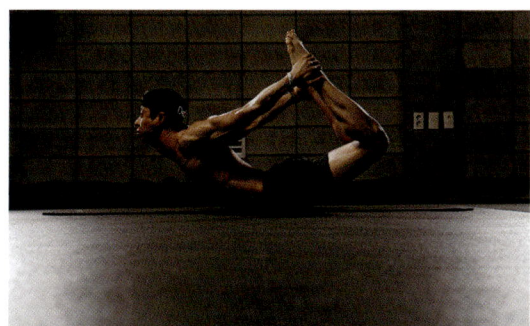

5 손과 발을 최대한 위로 올린다는 느낌으로 몸이 반원을 그린다고 생각하자. 허리가 뻣뻣하면 동작을 취하는 데 무리가 될 수도 있다. 천천히 조금씩 올리며 늘려보자.

TORSO • abdominal .waist
10
무릎 꿇고 뒤로 젖히기 (낙타 자세)

notice 허리가 좋지 못한 사람은 각별히 주의해야 하는 스트레칭이다. 동작을 할 때 엉덩이에 힘을 주어 허리를 보호한 상태에서 해야 한다.

T 최소 10초 이상 버티기

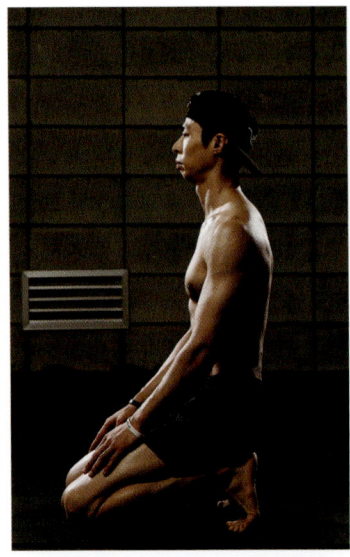

1 양발을 골반너비로 벌려 무릎을 꿇고 앉는다.

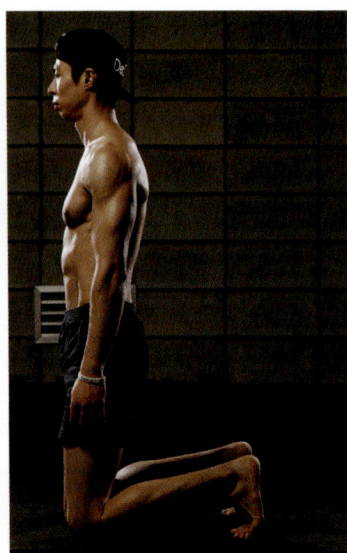

2 무릎을 지지대 삼아 엉덩이를 종아리에서 뗀다. 이때 발끝으로 바닥을 지지한다.

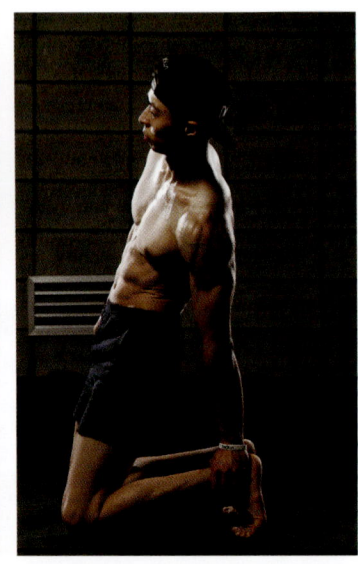

3 한 손으로 같은 쪽 발목을 잡는다.

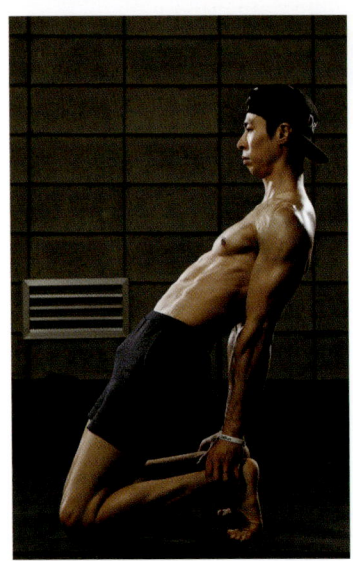

4 반대편도 같은 방법으로 잡는다. 발목을 잡는 게 힘들다면 뒤꿈치에 손을 올려놓아도 괜찮다.

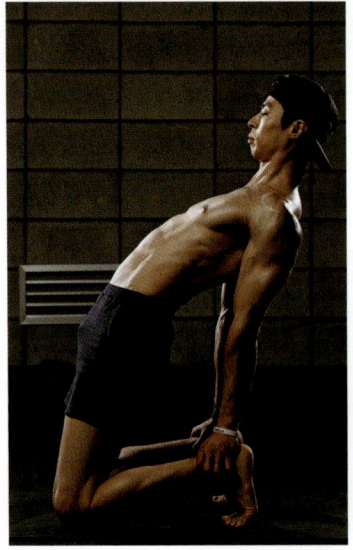

5 그 상태로 골반을 앞으로 밀며 허리를 꺾는다.

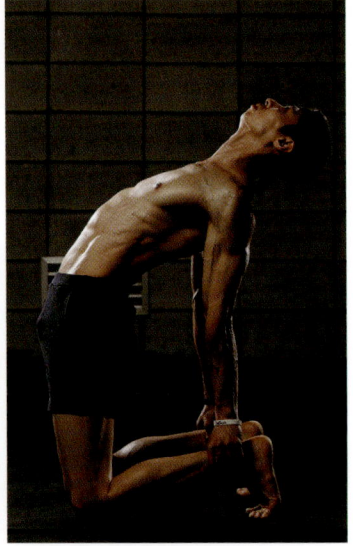

6 가슴을 활짝 열어 어깨를 뒤로 보내고, 고개도 뒤로 젖힌다. 이때 팔로 몸을 당기며 가슴을 앞쪽으로 더 내밀면 좀 더 강하게 스트레칭 된다.

TORSO • abdominal .waist

11

백브릿지(후굴) Back bridge

notice 백브릿지 자세는 단기간에 할 수 있는 동작이 아니다. 앞서 나온 허리를 뒤로 젖히는 동작들로 허리의 유연성을 늘리며, 시간을 가지고 천천히 도전해보자. 허리가 좋지 않은 사람은 각별히 주의해야 한다.

T 최소 10초 이상 버티기

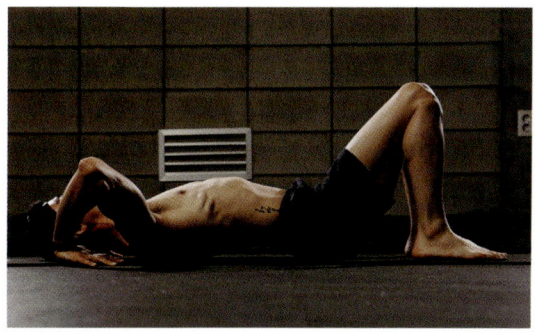

1 등을 대고 누워서 무릎을 접고, 양발을 골반너비로 벌린다. 양손은 귀 옆쪽에 손끝이 어깨 쪽을 향하게 하여 바닥을 짚는다.

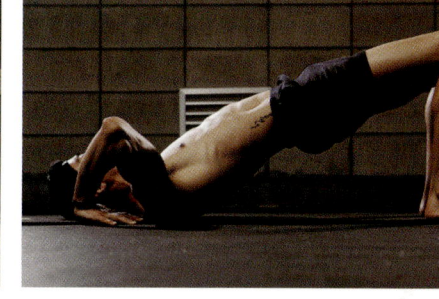

2 어깨와 손을 지지대 삼아 엉덩이에 힘을 주어 하체를 들어 올린다.

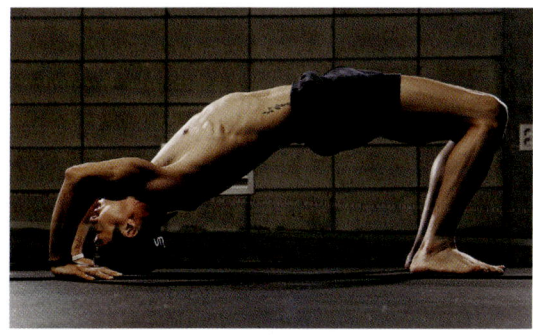

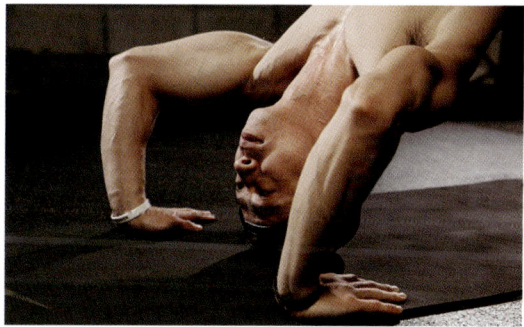

3 손에 힘을 주어 체중을 받치고, 정수리가 바닥에 닿도록 고개를 젖힌다. 초보자는 이 자세에서 버티는 것도 힘들 것이다. 이 자세로 버티면서 허리를 조금씩 더 꺾으려 노력해보자.

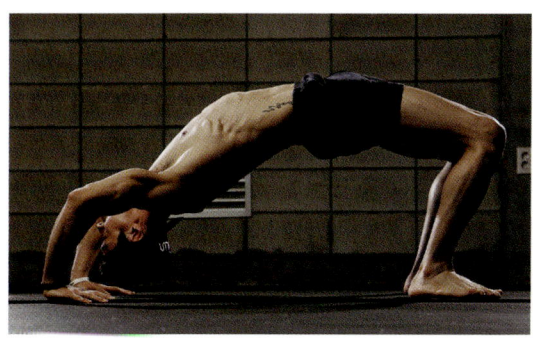

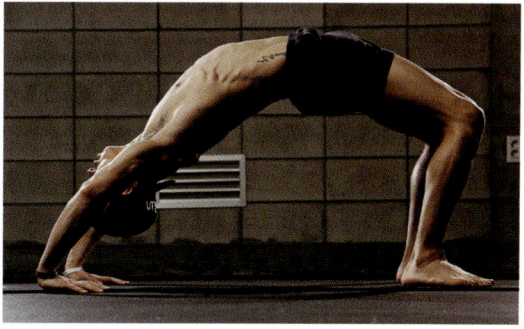

4 3번 자세가 익숙해지면 머리를 바닥에서 떼고, 양팔로 상체를 들어 올려보자.

5 이제 팔을 곧게 뻗어 상체를 완전히 들어 올려보자.
▶뒤에 계속 이어짐

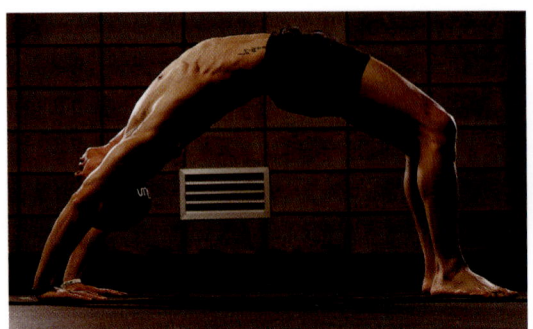 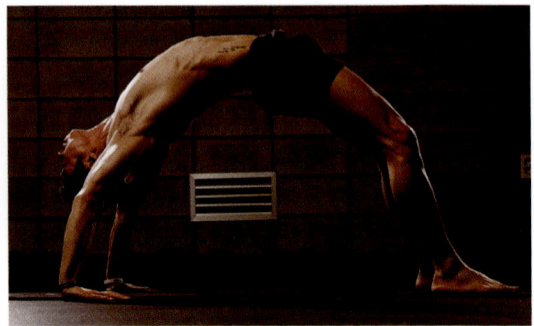

6 접혀 있던 무릎을 펴고 다리로 바닥을 밀어내며 서서히 상체가 팔 쪽으로 오도록 해보자.

7 허리를 조금 더 꺾으며 가슴을 열고 어깨를 뒤로 젖힌다. 몸의 후면 전체에 힘이 들어가며 몸 앞쪽 근육이 늘어나는 것을 느껴보자. 이 자세로 10초만 버텨도 충분하다.

Bonus Tip

허리를 뒤로 젖히는 동작을 하고 난 후에는 사진과 같이 허리를 반대로 구부려 압박 받았던 허리를 풀어준다.

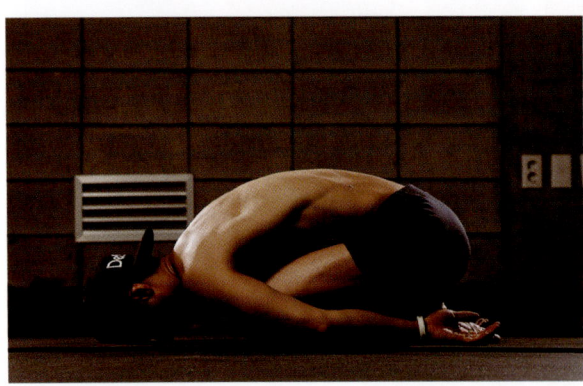 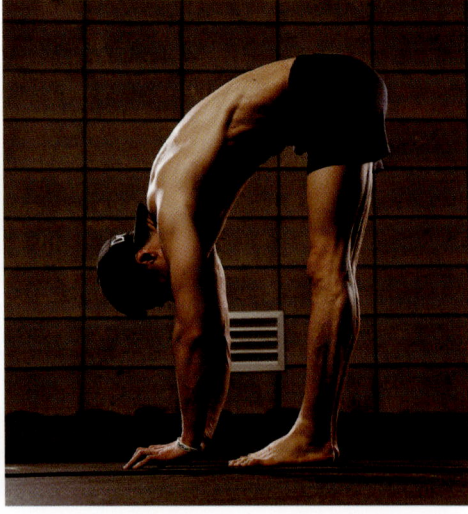

TORSO · abdominal .waist
12 누워서 다리 머리 위로 넘기기 (쟁기 자세)

T 최소 20초 이상 버티기   **notice** 자세를 유지하고 난 후 목이 뻐근할 수 있으니 목을 좌우로 흔들어 풀어주자.

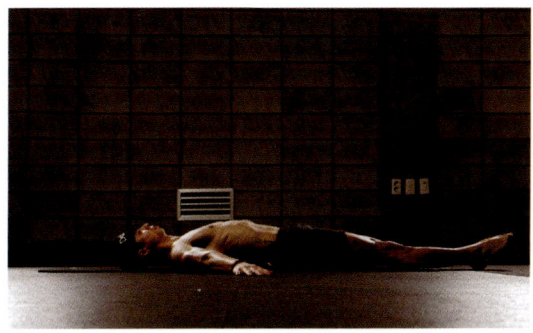

1 바닥에 누워 양손은 45도 정도 양옆으로 벌리고, 다리는 곧게 뻗는다.

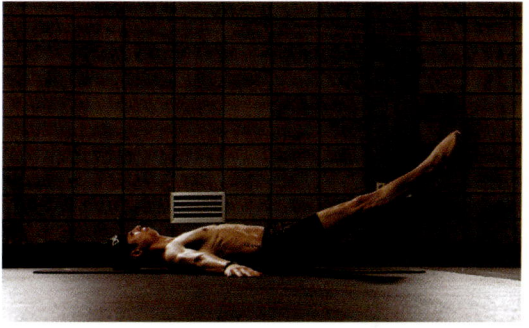

2 양발을 붙인 상태로 다리를 서서히 들어 올린다.

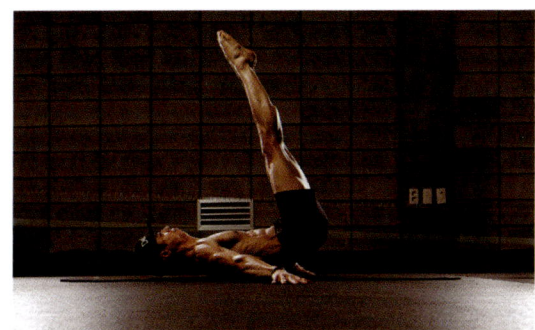

3 두 다리를 엉덩이까지 들어 머리 쪽으로 서서히 넘긴다.

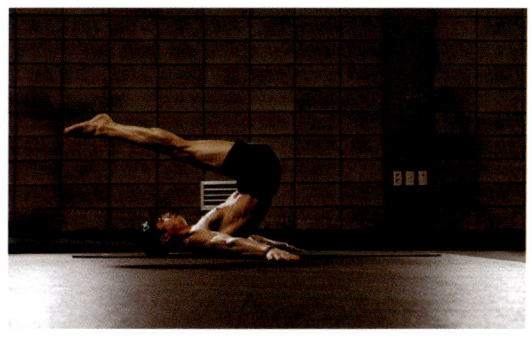

4 허리까지 들어 다리를 머리 위로 넘긴다.

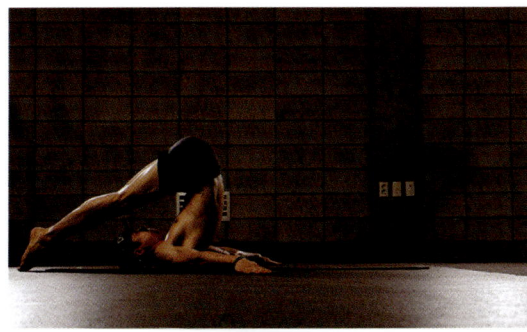

5 양발 끝이 머리 위 바닥에 닿게 한다. 양손은 계속 같은 자리를 유지한다.

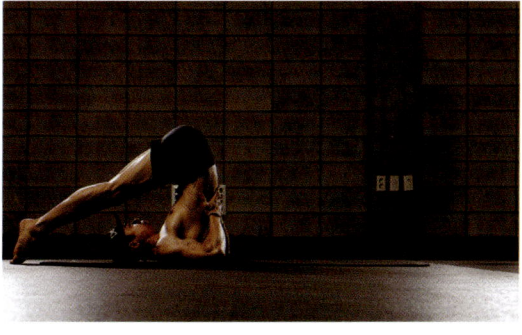

6 자세를 유지하기 힘들다면 양손으로 허리를 받쳐서 버텨도 좋다.

torso
02

side
옆구리

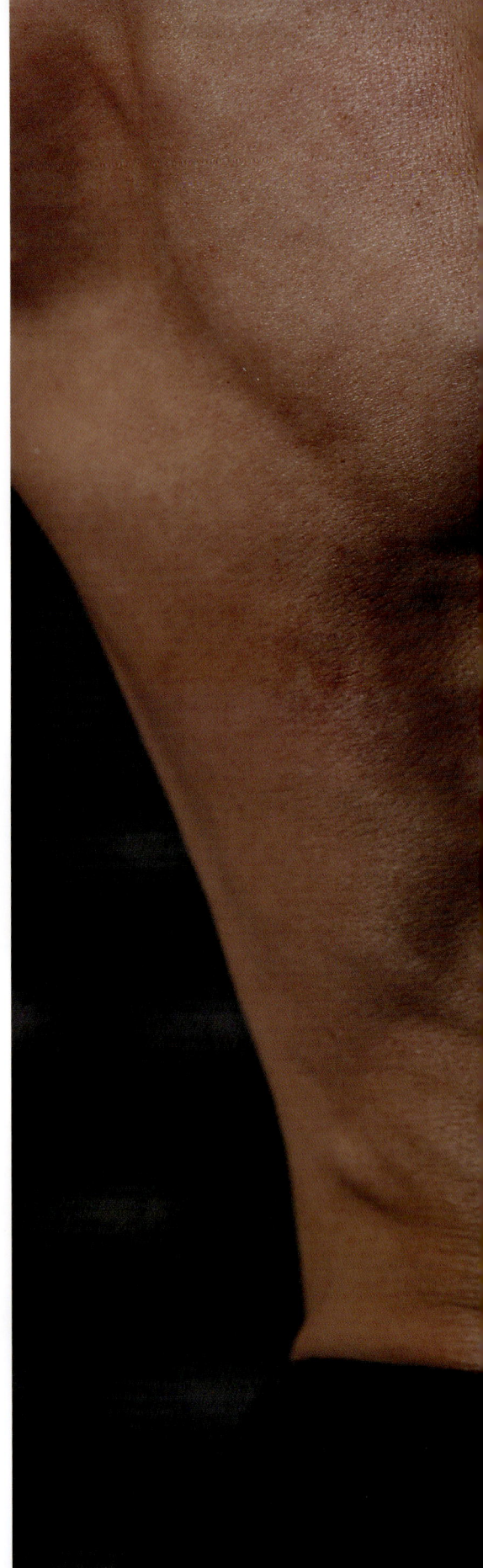

몸통 옆쪽부터 갈비뼈까지 옆구리를 늘려주는 스트레칭은 복근, 허리에 비해 중요하게 생각하지 않거나, 방법을 잘 몰라 하지 않는 사람들이 많다.
옆구리 스트레칭은 옆구리뿐 아니라 갈비뼈 사이의 늑간근이라는 근육을 늘려주기도 한다. 허리를 앞뒤로만 풀어주지 말고 양옆도 풀어주면 더욱 건강한 허리를 만들 수 있다. 다음에 나오는 스트레칭으로 옆구리를 시원하게 늘려보자.

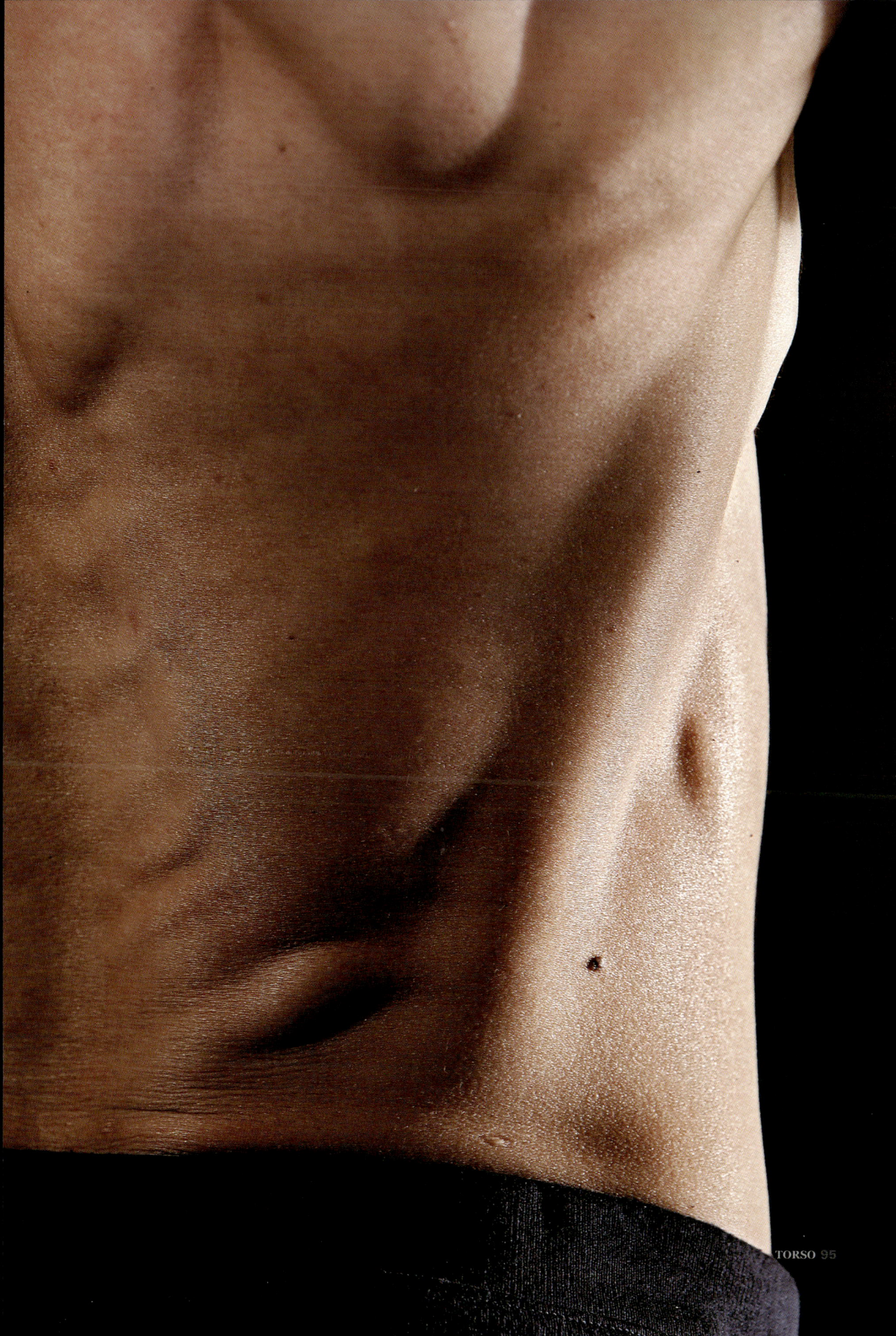

TORSO · side
01

양손 머리 뒤 깍지 끼고 좌우로 늘리기

T 최소 20초 이상 버티기

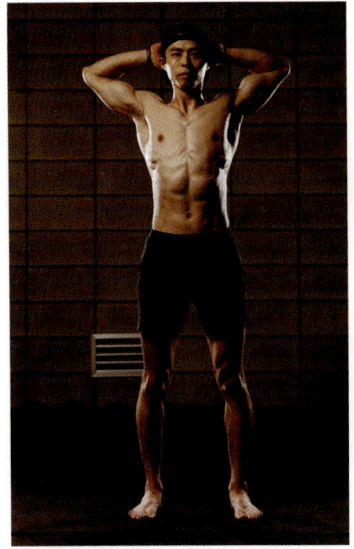

1 양발을 어깨너비로 벌리고 바로 서서 양손은 깍지 끼어 머리 뒤에 올린다.

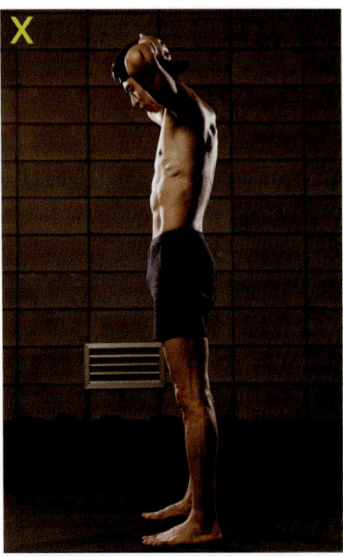

2 왼쪽 사진처럼 고개가 앞으로 숙여지지 않도록 목에 힘을 주어 고개를 살짝 뒤로 젖히는 느낌을 갖는다. 오른쪽 사진이 올바른 자세이다.

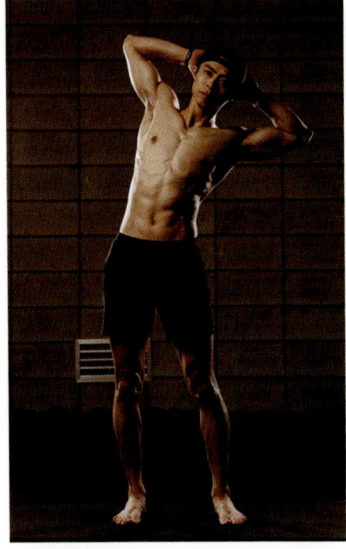

3 오른쪽 옆구리가 늘어남을 느끼며 좌측으로 서서히 몸을 숙인다.

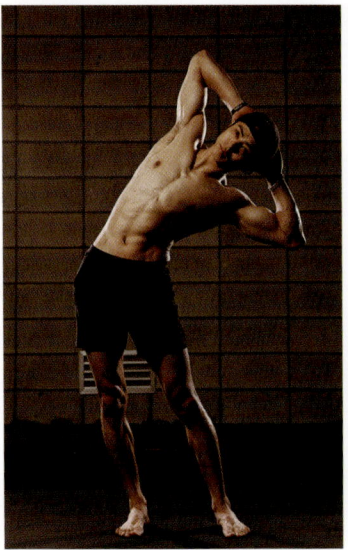
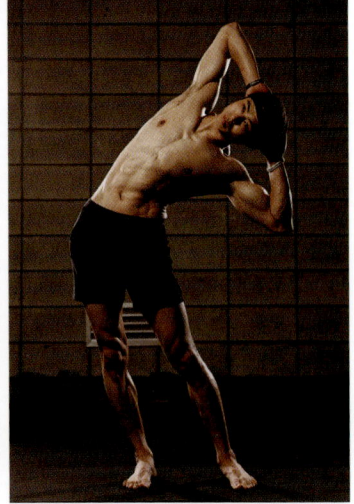

4 동시에 골반을 오른쪽으로 밀어 오른쪽 옆구리가 더 늘어나도록 한다. 반대편 왼쪽도 같은 방법으로 한다.

TORSO · side
02 한쪽 발 옆으로 뻗고 앉아 옆으로 숙이기

🕐 최소 20초 이상 버티기

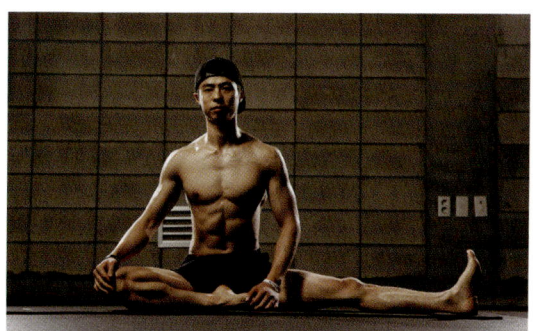

1 바닥에 앉아 왼발은 옆으로 뻗고, 오른발은 접는다. 오른손은 오른쪽 무릎 위에 놓는다.

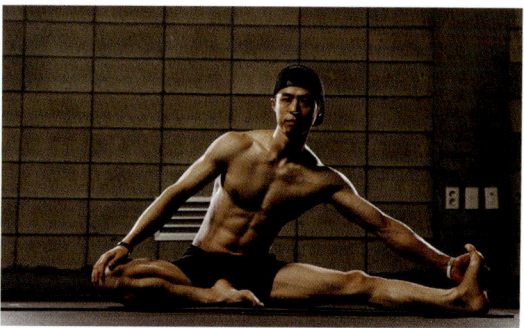

2 왼손으로 왼쪽 발을 잡는다. 발을 잡기 힘들다면 발목이나 무릎 위를 잡는다.

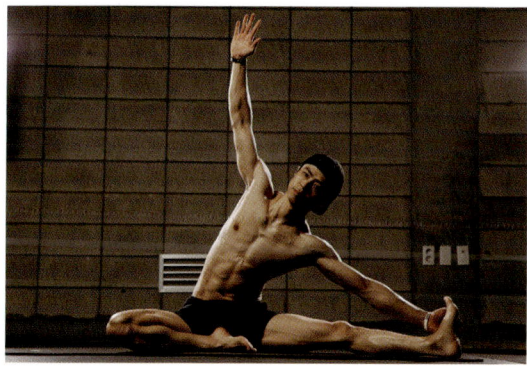

3 오른손을 위로 뻗으며 몸을 왼쪽으로 구부린다.

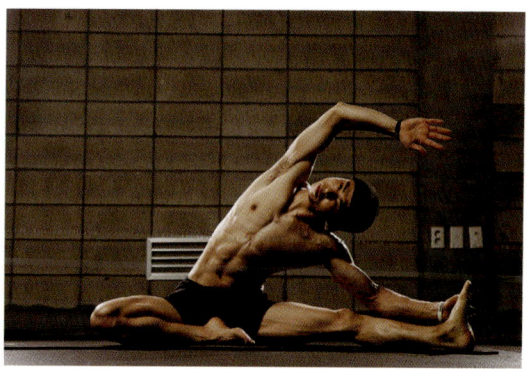

4 오른쪽 옆구리가 늘어남을 느끼며 오른손이 왼발을 향해 간다.

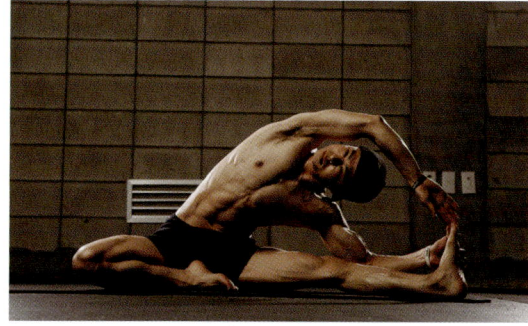
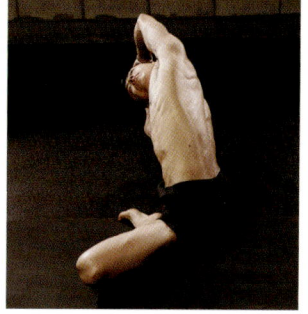

5 가능하다면 오른손으로 왼발을 터치한다. 이때 가슴이 바닥을 향하거나, 팔이 얼굴 앞쪽에 있지 않도록 가슴을 활짝 열어준다. 옆에서 본 오른쪽 사진이 올바른 자세이다. 반대편도 같은 방법으로 한다.

TORSO · side
03 사이드 플랭크 자세에서 축 늘어지기

T 최소 20초 이상 버티기

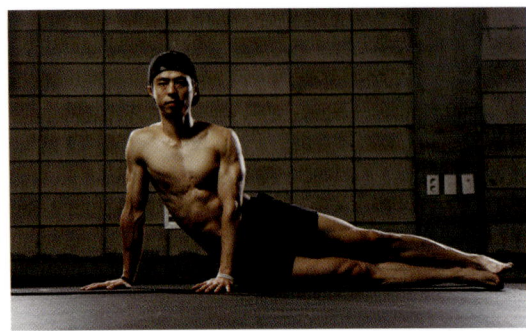

1 오른쪽 팔로 바닥을 지지하여 허벅지 옆면이 바닥에 닿게 옆으로 눕는다.

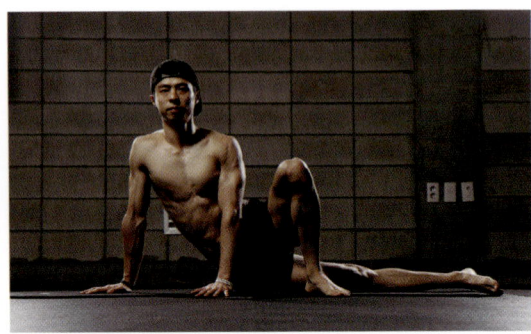

2 왼쪽 다리를 접어 오른쪽 허벅지 앞쪽에 놓고, 몸이 흔들리지 않게 자세를 잡는다.

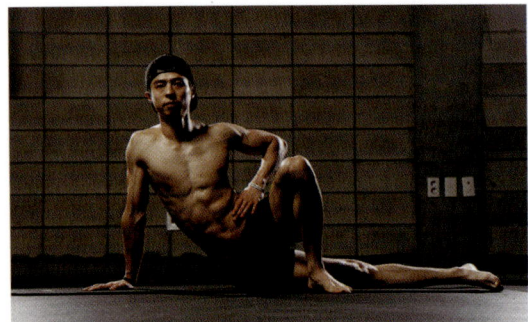

3 왼손을 떼서 왼쪽 옆구리에 올려놓는다.

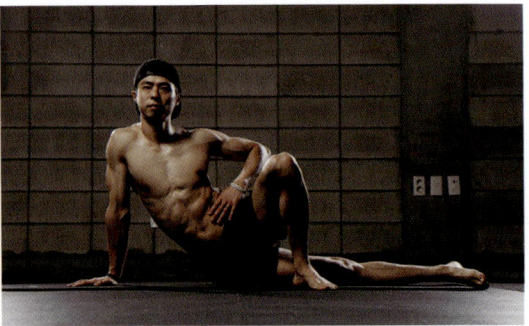

4 오른쪽 어깨에 힘을 빼서 오른쪽 옆구리가 늘어남을 느끼며 축 늘어진다. 반대쪽도 같은 방법으로 한다.

Bonus Tip

왼쪽 사진처럼 어깨에 힘을 주어 몸을 밀어내는 것이 아니라 오른쪽 사진처럼 어깨에 힘을 빼고 축 늘어지듯 있어야 한다.

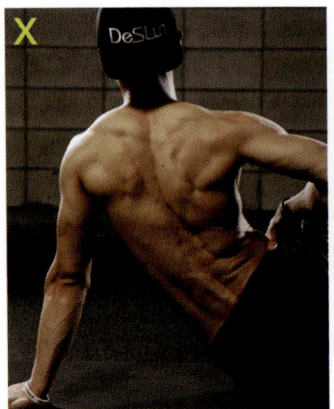
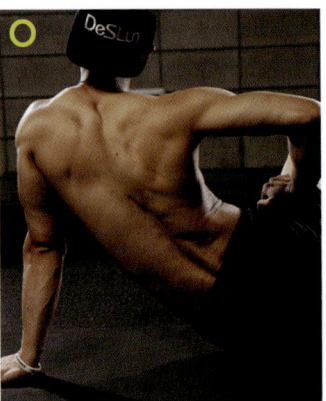

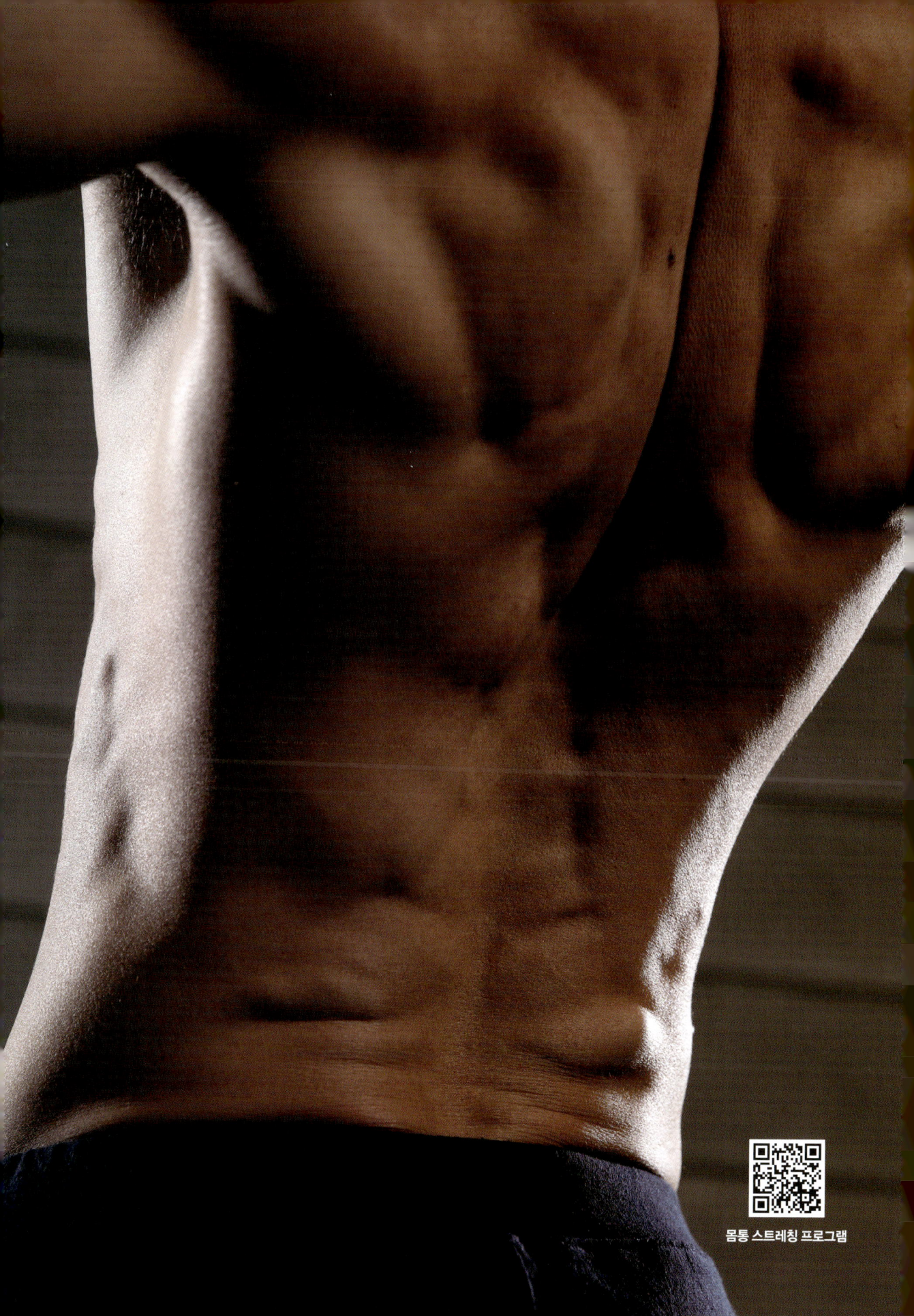

몸통 스트레칭 프로그램

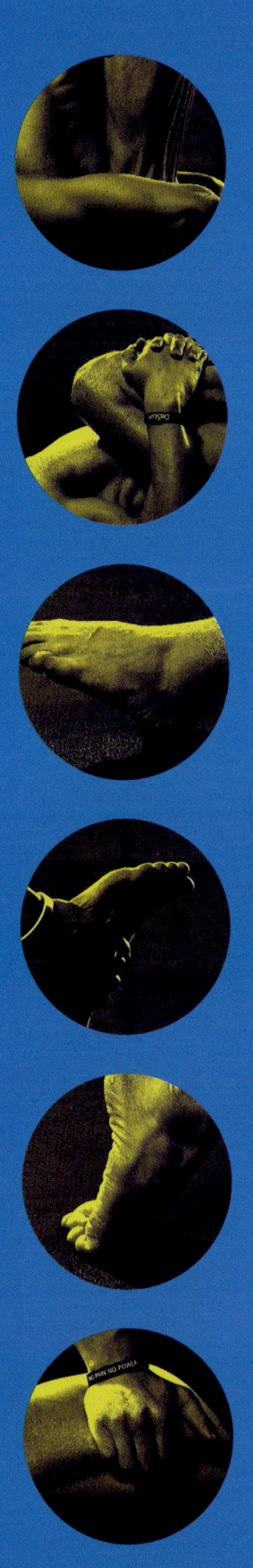

3

LOWER BODY
하체

계단을 오르내리고, 걷거나 뛸 때 많이 사용되는 무릎과 발목 관절, 근육은 스트레칭으로 유연하게 만들 수 있다. 또한 우리 몸의 중심인 골반을 스트레칭 하는 방법을 소개한다.

골반과 하체가 유연해야 스쿼트나 런닝, 점프 같은 동작들을 무리 없이 할 수 있다. 그리고 좀 더 상위 동작들은 대부분 하체의 뻣뻣함 때문에 어려움을 겪는 경우가 많다. 다리를 많이 벌리거나 손이 바닥에 닿는 동작들을 하기 위해서는 하체의 유연함이 동반되어야 한다. 또한 허벅지나 종아리 근육이 짧아져 있으면 근육 경련이 자주 올 수 있고 울록볼록한 다리는 미관상 좋지 못하므로 매끈한 다리를 원한다면 허벅지와 종아리 스트레칭을 자주 해주자.

lower body
01

pelvis
골반 (엉덩이)

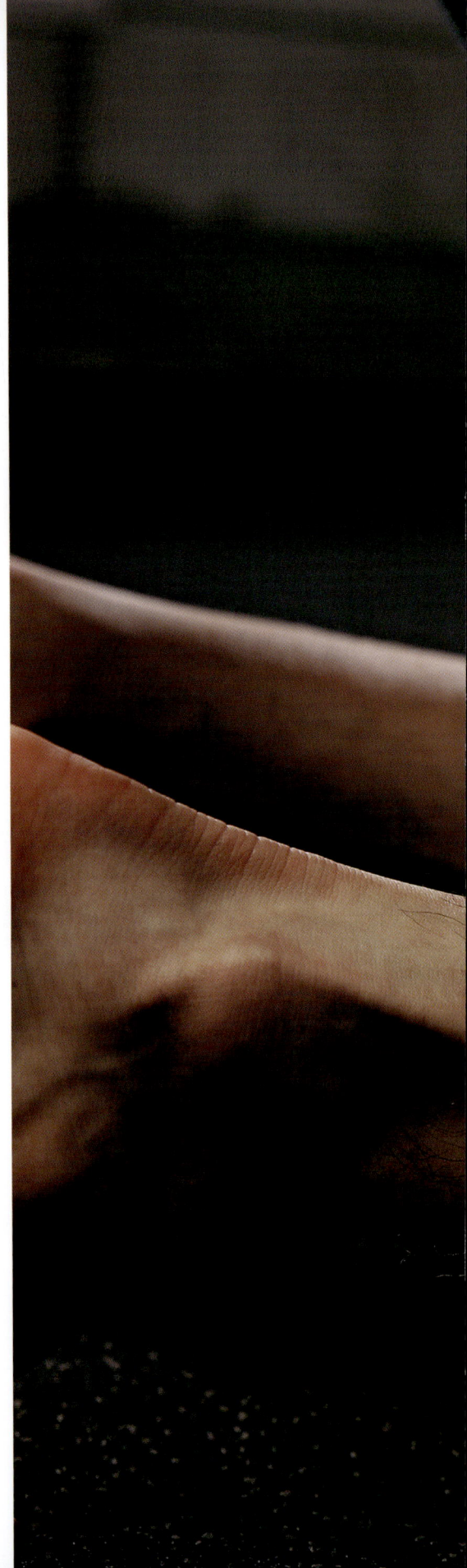

골반의 비대칭은 허리나 목 틀어짐에 큰 영향을 끼친다. 그렇기 때문에 적절한 스트레칭으로 골반을 감싸고 있는 근육들을 부드럽게 하여 골반을 바로 잡아야 한다. 다리를 꼬고 앉거나 짝다리를 짚고 서서 한 자세로 오랫동안 있으면 골반이 틀어질 가능성이 많다. 다음에 나오는 스트레칭을 따라하며 골반의 건강을 지켜보자.

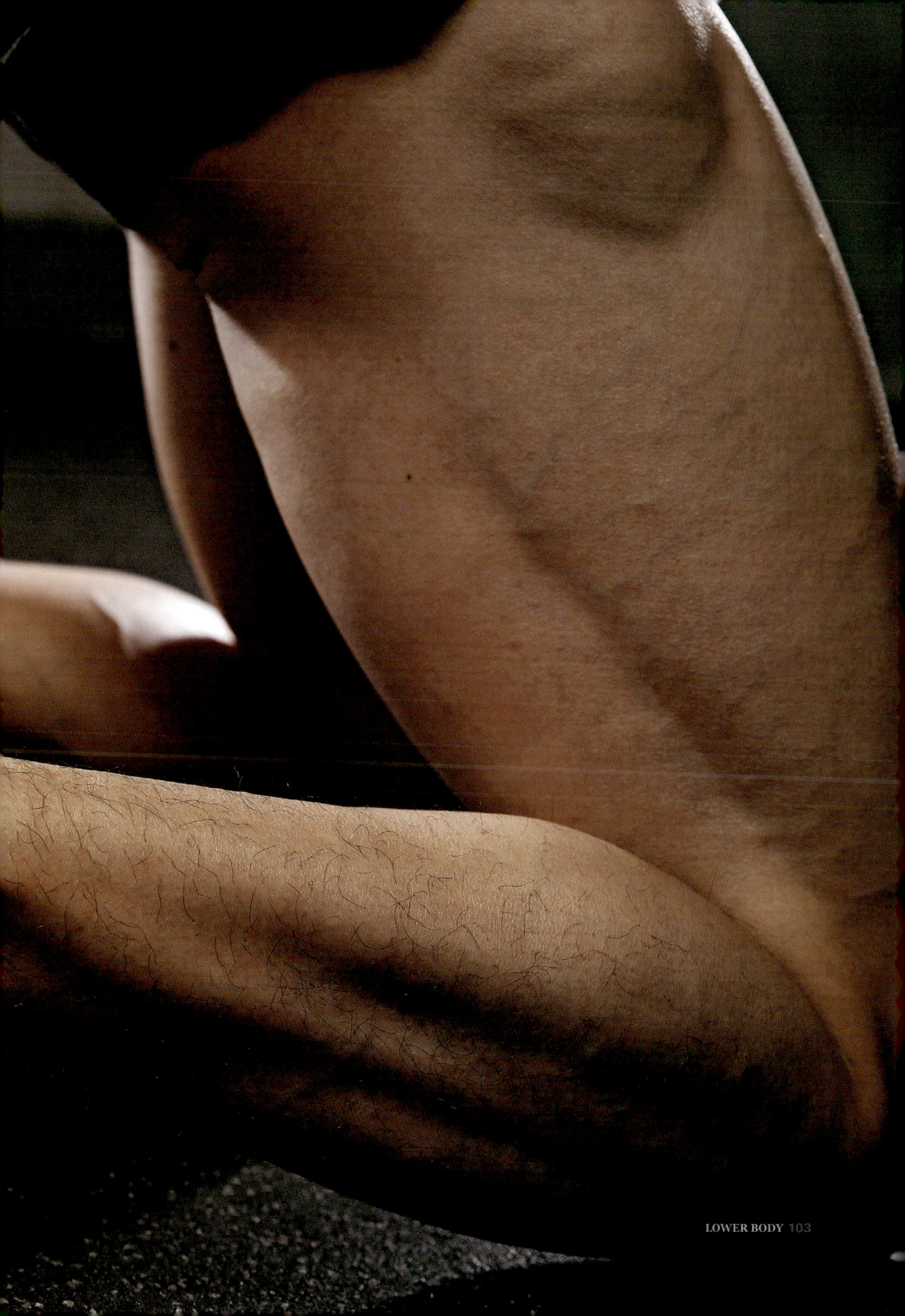

LOWER BODY 103

LOWER BODY · pelvis
01
서서 한쪽 다리 들고 골반 돌리기

- T 한 바퀴 3초 이상
- N 각 방향 5회 이상

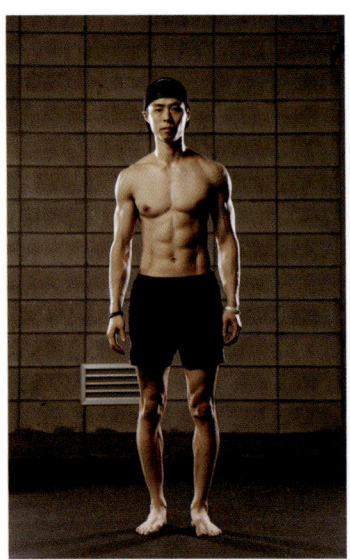

1 양발을 어깨너비로 벌리고 바로 서서 시선은 정면을 향한다.

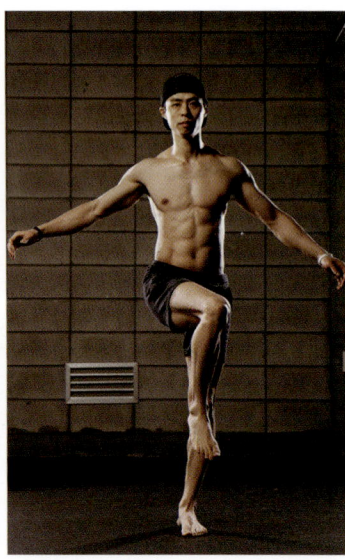

2 오른쪽 다리를 들고, 몸 안쪽으로 골반을 돌린다.

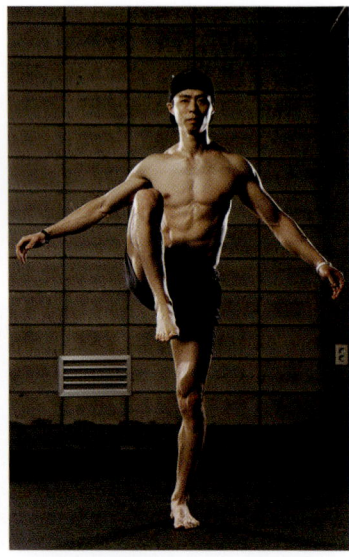

3 양팔은 균형을 잡기 위해 양옆으로 벌리고, 오른쪽 무릎이 가슴 높이까지 오도록 올린다.

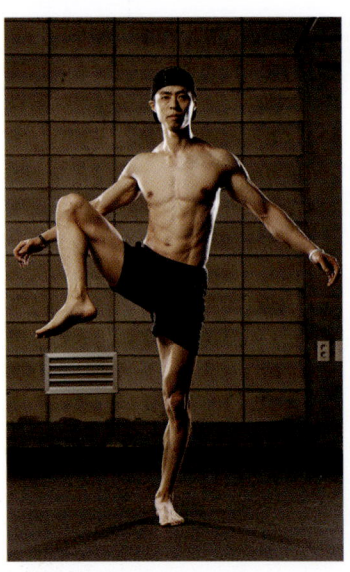

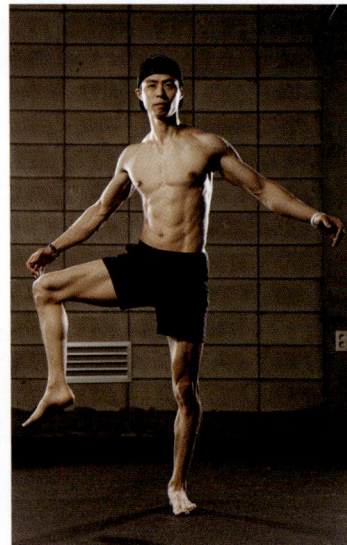

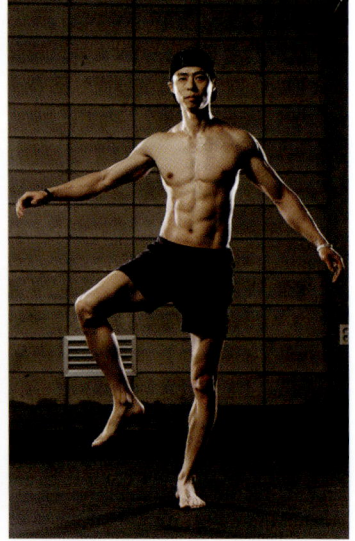

4 양팔로 균형을 잡으며 오른쪽 다리를 시계 방향으로 골반을 돌린다. 시계 반대 방향으로도 돌리고, 반대편 왼쪽 다리도 같은 방법으로 한다. 균형 잡는 게 힘들다면 벽이나 체중을 지지할 수 있는 물건을 짚고 해본다.

LOWER BODY • pelvis
02
서서 다리 뻗어 옆으로 크게 흔들기

- T 한 바퀴 3초 이상
- N 최소 5회 이상

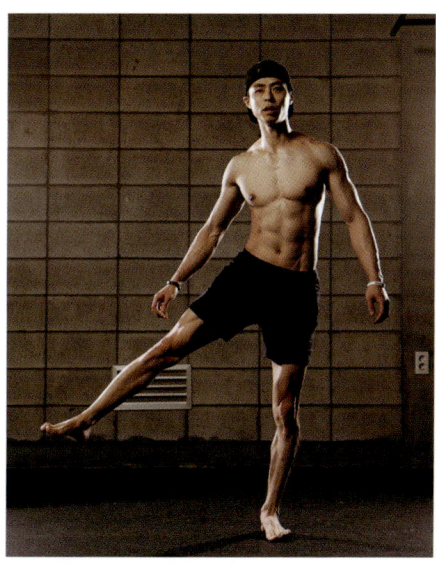

1 양발을 어깨너비로 벌리고 바로 선 상태에서 오른쪽 다리를 45도 정도 옆으로 든다.

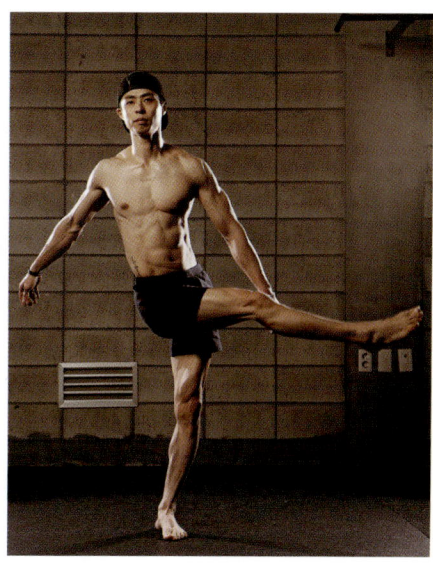

2 오른발로 축구공을 차듯이 왼쪽으로 발을 찬다. 양팔은 균형을 잡기 위해 옆으로 살짝 벌린다.

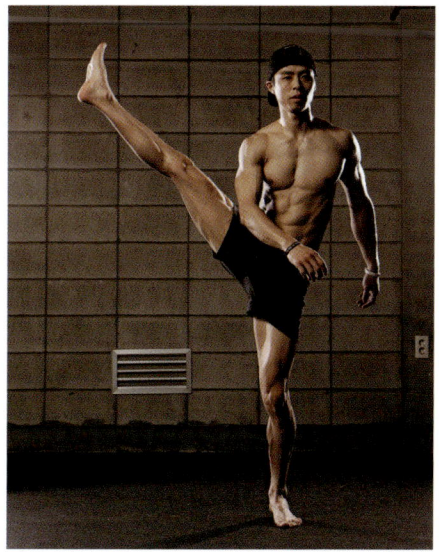

3 탄력을 받아 발을 오른쪽 옆으로 높게 찬다.

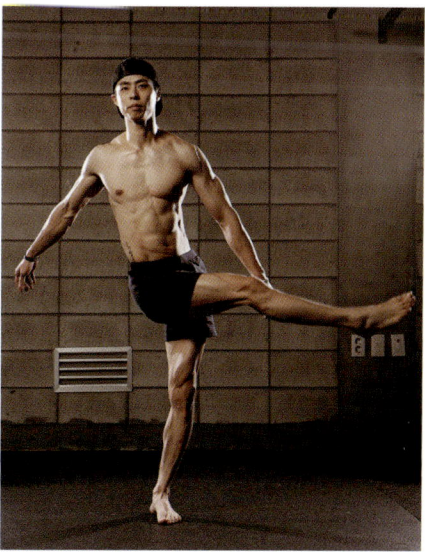

4 내려오는 다리의 속도를 조금씩 줄이며 다시 왼쪽으로 발을 찬다. 반대편도 같은 방법으로 한다.

LOWER BODY · pelvis

03

누워서 무릎 접고 한 발씩 당기기

⏱ 최소 20초 이상 버티기   *notice* 당겨지는 발이 안쪽이나 바깥쪽으로 틀리지 않게 주의하며 일자를 유지한다.

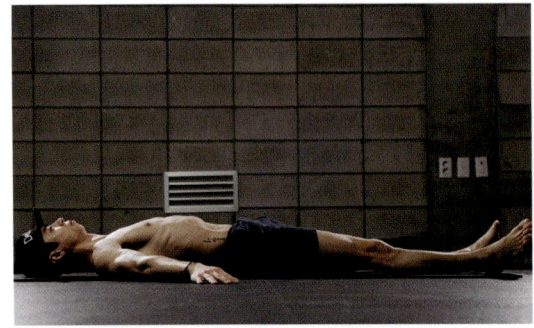

1 바닥에 등을 대고 몸과 다리를 곧게 펴서 눕는다.

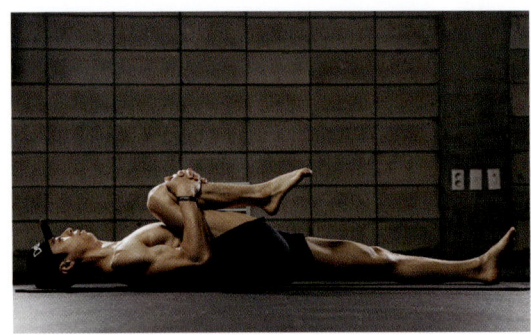

2 오른쪽 다리를 접어 정강이쪽을 양손으로 깍지 끼어 잡는다.

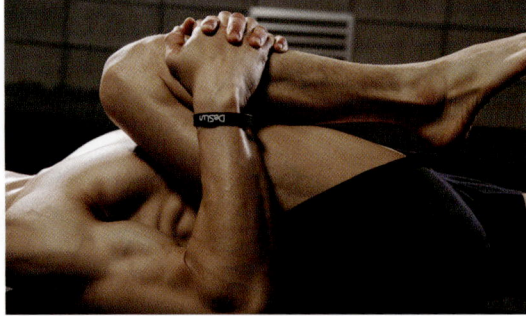

3 양손으로 무릎을 당겨 허벅지가 최대한 가슴에 닿도록 한다. 그 상태에서 최소 20초 이상 버티고, 반대편 왼쪽 다리도 같은 방법으로 한다.

LOWER BODY • pelvis
04 누워서 다리 꼬고 잡아당기기

⏱ 최소 20초 이상 버티기

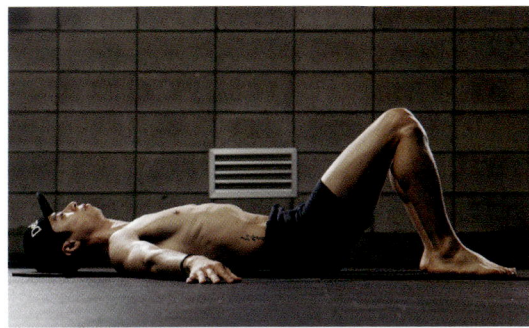

1 바닥에 등을 대고 편하게 누워 양다리는 무릎을 세우고, 양팔은 45도 정도 옆으로 벌린다.

2 오른쪽 다리를 접어 왼쪽 무릎 위에 발목이 오도록 다리를 꼬아준다.

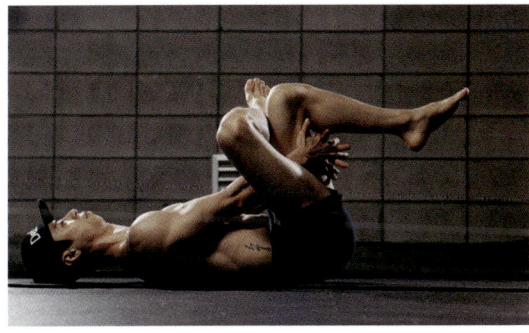
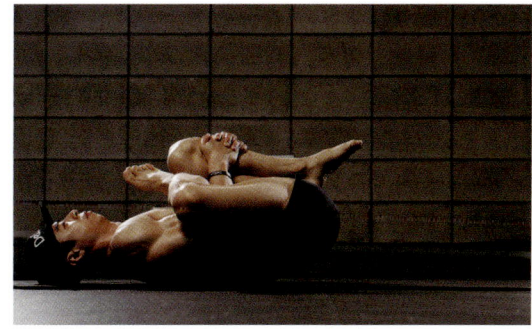

3 오른손이 다리 사이를 통과하여 왼쪽 다리 허벅지 뒤쪽을 양손으로 깍지 끼어 잡는다.

4 그대로 당겨 오른쪽 골반이 늘어나는 걸 느껴보자. 반대쪽도 같은 방법으로 한다.

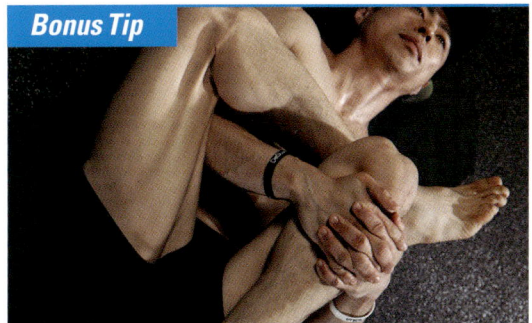

Bonus Tip

조금 더 강한 스트레칭을 원한다면 양손으로 허벅지 뒤쪽이 아닌 무릎을 잡고 해보자.

LOWER BODY · pelvis
05
한 발 옆으로 뻗고 앉아 앞으로 숙이기

T 최소 20초 이상 버티기   **notice** 등이 둥글게 말리거나 허리가 굽어지지 않도록 한다.

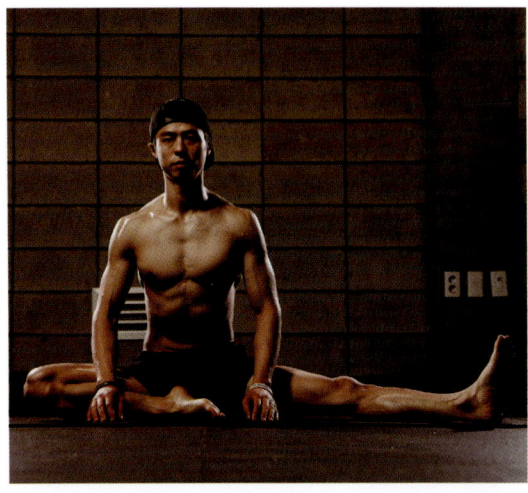
1 바닥에 앉아 왼쪽 다리는 옆으로 뻗고, 오른쪽 다리는 접는다. 이 때 허리는 최대한 곧게 편다.

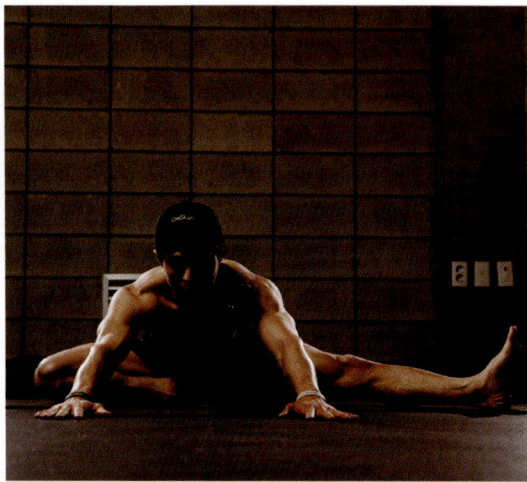
2 양손을 앞으로 뻗어 몸을 숙이며 앞쪽 바닥을 짚는다.

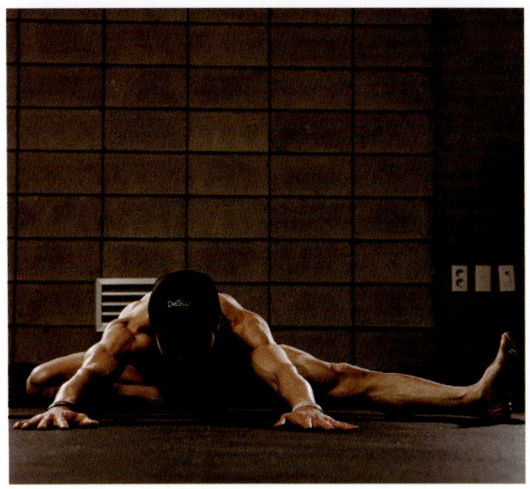
3 허리를 숙여 서서히 몸을 앞으로 숙인다.

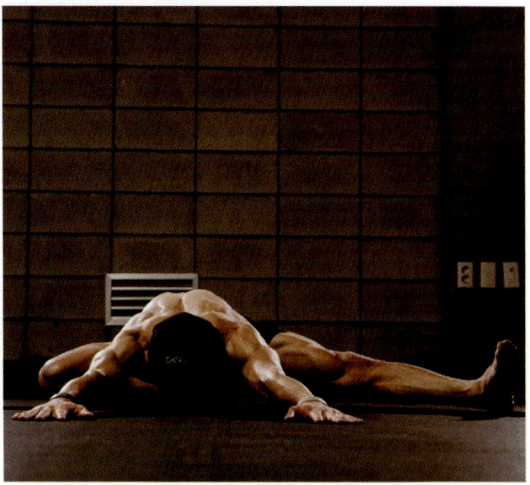
4 최대한 가슴이 바닥에 가깝게 내려가도록 해보자. 배꼽이 바닥에 닿는다는 느낌으로 숙인다.

LOWER BODY • pelvis
06
앞으로 다리 접고 뒤로 발등 대고 숙이기

🕐 최소 20초 이상 버티기

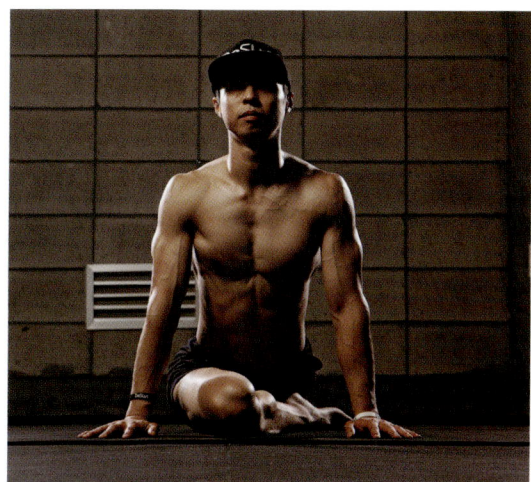

1 오른발이 가랑이쪽에 오도록 다리를 접고, 왼쪽 다리는 뒤로 곧게 뻗어 발등이 바닥에 닿도록 앉는다. 양손은 오른쪽 다리 양옆 바닥에 놓는다.

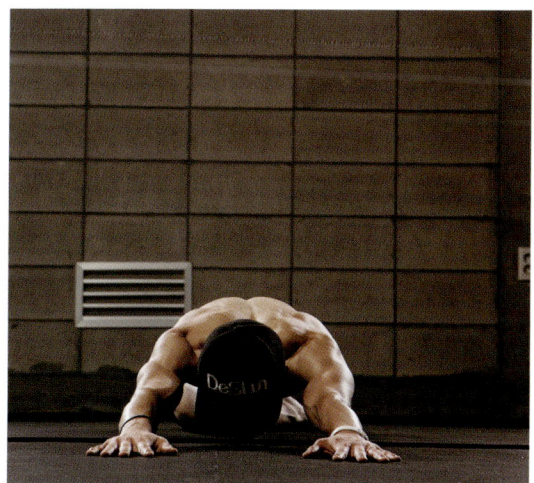

2 양손을 앞으로 뻗으며 몸을 서서히 숙인다. 최대한 가슴이 바닥에 가깝게 내려가도록 해보자.

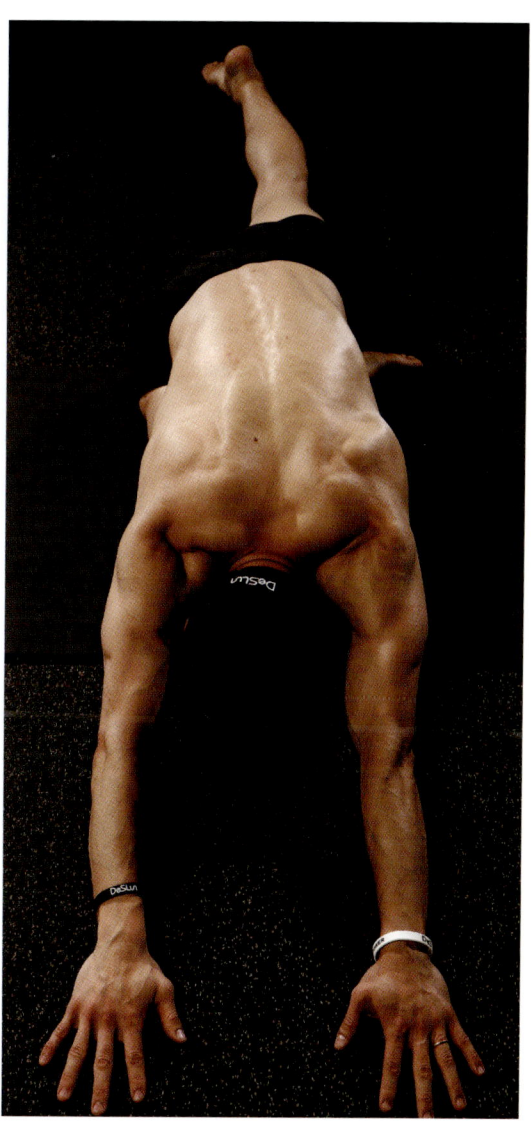

3 이때 몸이 한쪽 방향으로 틀리지 않도록 주의하며 일직선이 되게 한다. 반대편도 같은 방법으로 한다.

LOWER BODY • pelvis
07
한쪽 다리 90도 접어 골반 누르기 (엉덩이 늘리기)

🕐 최소 20초 이상 버티기

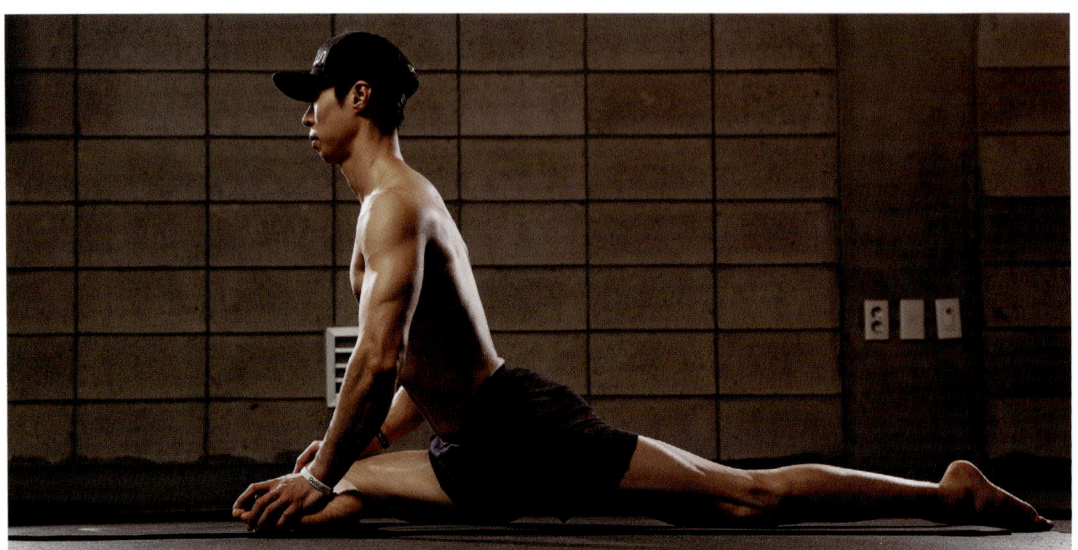

1 오른쪽 다리를 90도로 접고, 왼쪽 다리는 뒤로 곧게 뻗어 발등이 바닥에 닿게 앉는다. 왼쪽 가랑이가 바닥에 닿도록 최대한 노력한다.
 * 자세 잡기 힘들다면 오른쪽 다리를 조금 더 접어 본인에게 적당한 각도를 찾는다. 오른발이 가랑이 쪽으로 들어올수록 쉬워진다.

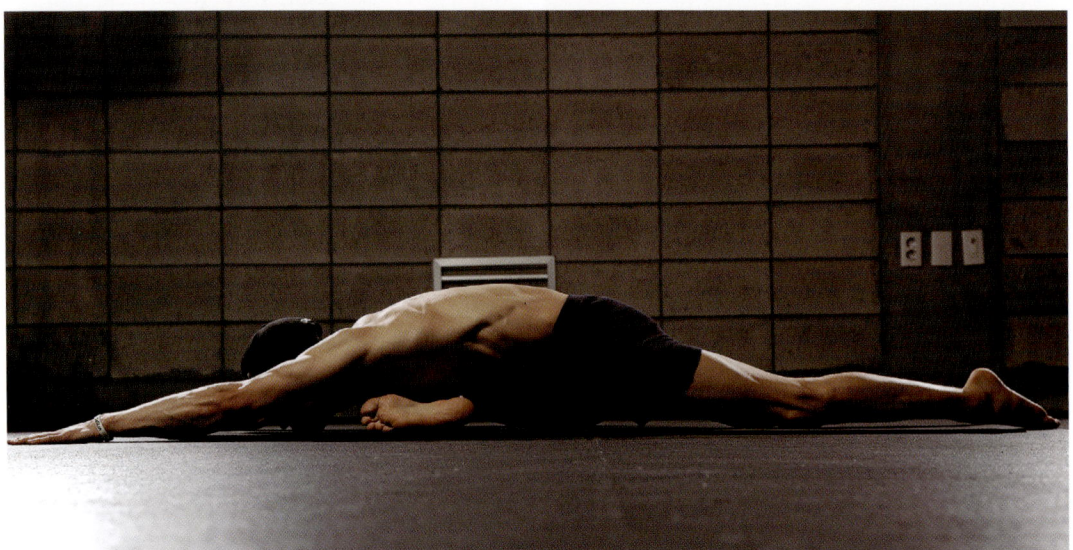

2 그 상태로 양손을 앞으로 뻗어 허리를 숙이면 조금 더 강하게 스트레칭 되는 걸 느낄 수 있다. 최소 20초 이상 버티고, 점차 시간을 늘려 좀 더 가랑이가 바닥에 닿게 해보자.

LOWER BODY • pelvis
08
양발 옆으로 뻗어 각도별 누르기

- T 왕복 1회 10초 (천천히)
- N 최소 5회 이상

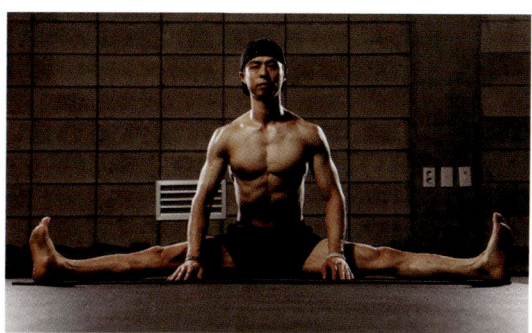

1 상체는 세우고, 양발을 옆으로 뻗어 앉는다.

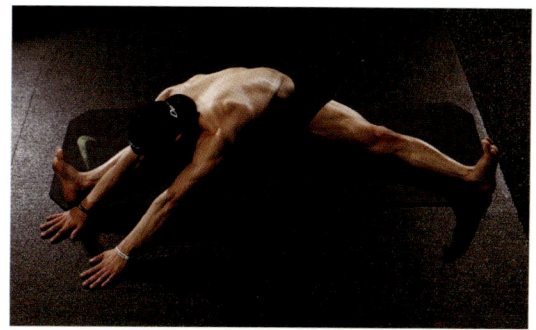

2 허리를 편 상태로 양손을 오른쪽 30도로 뻗어 몸을 숙인다. 손을 최대한 멀리 보낸다.

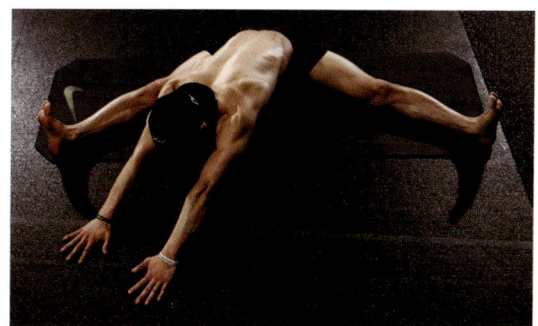

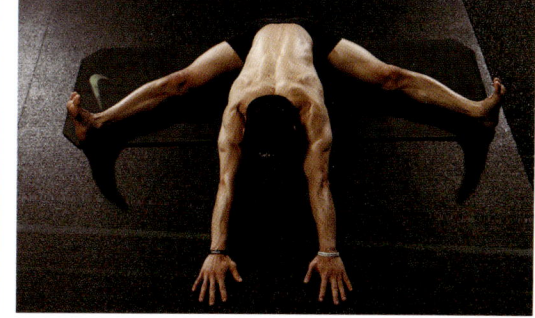

3 손은 멀리 뻗고 몸을 숙인 채로 45도, 90도 점차 왼쪽 발로 향한다. 발목이 뒤로 넘어가지 않게 주의한다.

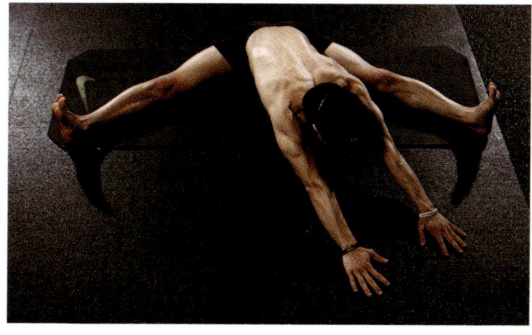

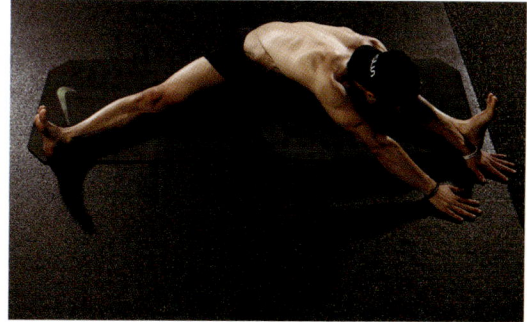

4 손은 멀리 뻗고 몸을 숙인 채로 반원을 그리며 양손을 왼발로 가져간다. 다시 역순으로 돌아간다. 왕복을 1회로 하며, 최소 5회 이상은 해주는 것이 좋다.

LOWER BODY · pelvis

09

양발 뻗어 앞으로 숙이기 (팬케이크)

notice 다리를 과도하게 옆으로 벌려 가랑이 안쪽에 통증을 느껴 몸을 덜 숙이는 것보다 조금 덜 벌리더라도 더 깊게 몸을 숙이는 것이 가랑이 안쪽과 골반을 스트레칭 하는 데 효과적이다.

T 최소 20초 이상 버티기

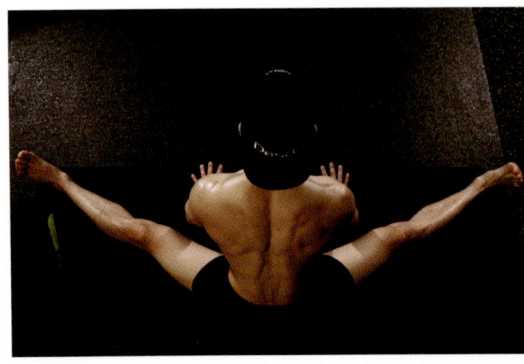

1 상체는 세우고, 양발을 옆으로 뻗어 앉는다. 양팔은 어깨너비로 벌려 몸 앞에 놓는다.

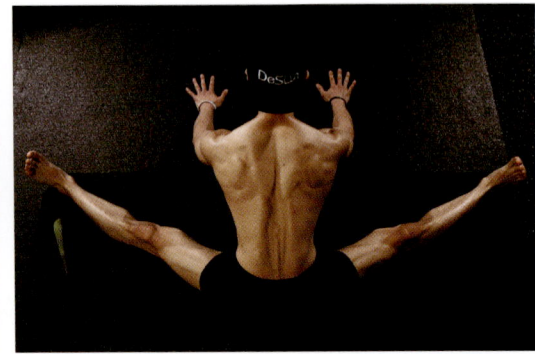

2 양손으로 바닥을 짚고, 몸을 앞으로 숙인다.

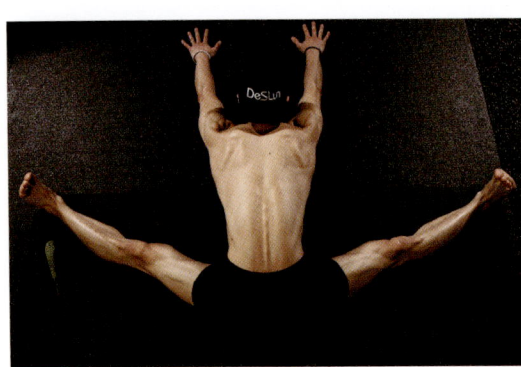
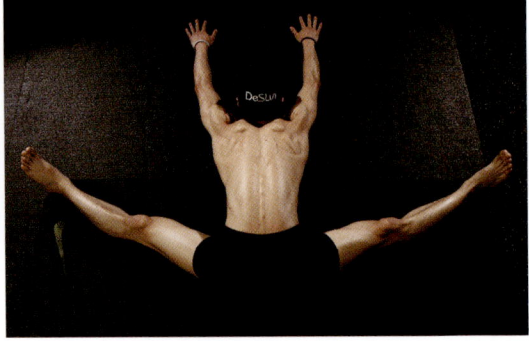

3 조금씩 손을 앞으로 짚으며 가슴이 바닥에 닿는 느낌으로 몸을 앞으로 숙인다. 최소 20초 이상 버틴다. 점차 시간을 늘려 좀 더 깊이 몸을 숙여보자.

LOWER BODY • pelvis

10 무릎 접어 발끝 붙이고 바닥으로 누르기 (나비 자세)

T 최소 20초 이상 버티기

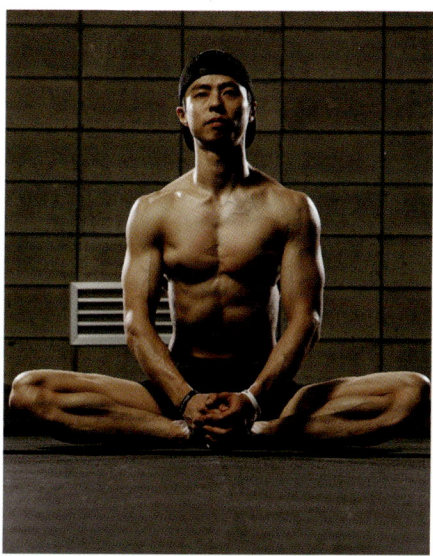

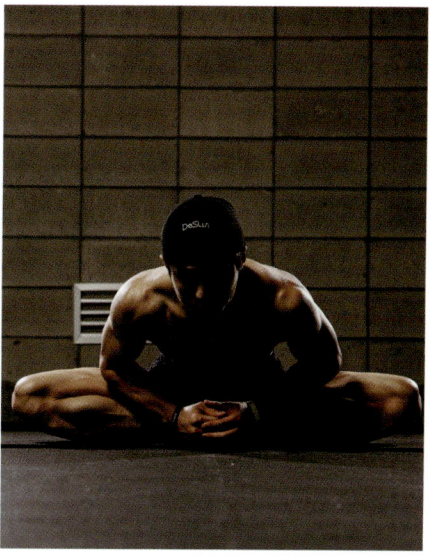

1 허리를 곧게 펴고 앉아 양발은 붙이고 뒤꿈치가 가랑이쪽에 오게 한다. 골반과 허벅지 안쪽이 뻣뻣하다면 이 자세를 잡는 것만으로도 스트레칭이 된다.

2 허리를 편 상태로 몸을 앞으로 숙인다. 양 무릎이 최대한 바닥에 닿게 해보자.

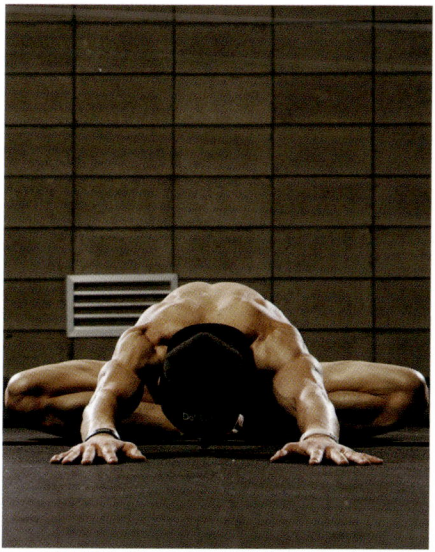

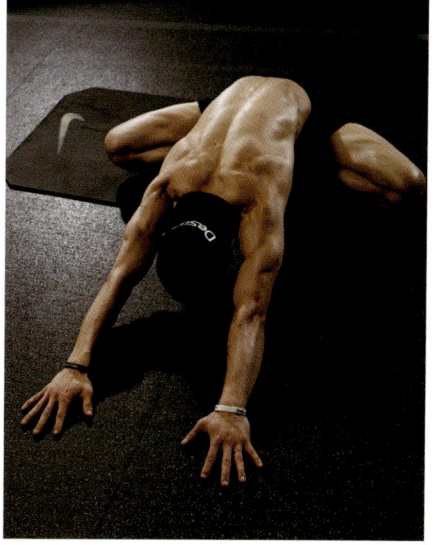

3 더욱 강한 스트레칭을 원한다면 양팔을 앞으로 뻗어 몸이 바닥에 닿게 한다. 최소 20초 이상 버티고, 점차 시간을 늘려 좀 더 상체를 눌러서 허벅지 안쪽과 골반의 늘어남을 느껴보자.

LOWER BODY • pelvis
11 무릎 꿇고 넓게 벌리기

⏵ 최소 20초 이상 버티기   **notice** 무릎보다 허벅지가 앞으로 나오지 않도록 90도를 유지하자.

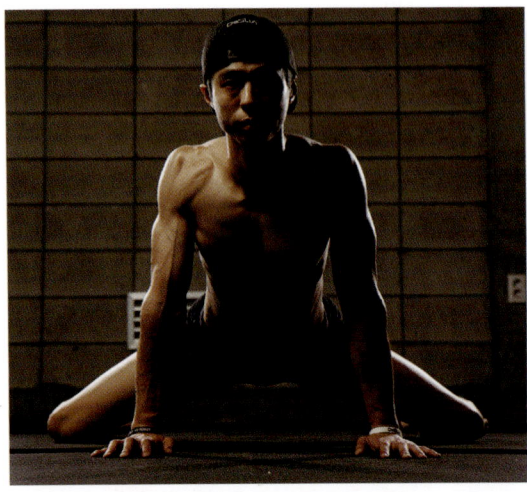

1 양손은 바닥을 짚고 다리를 90도 접어 무릎을 최대한 벌린다.

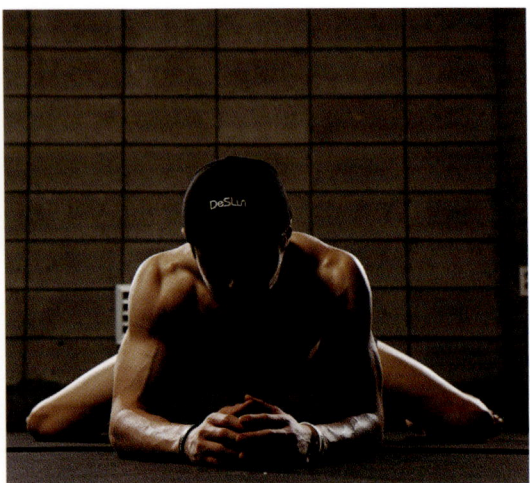

2 상체를 앞으로 숙여 팔꿈치로 버티며 자세를 유지한다.

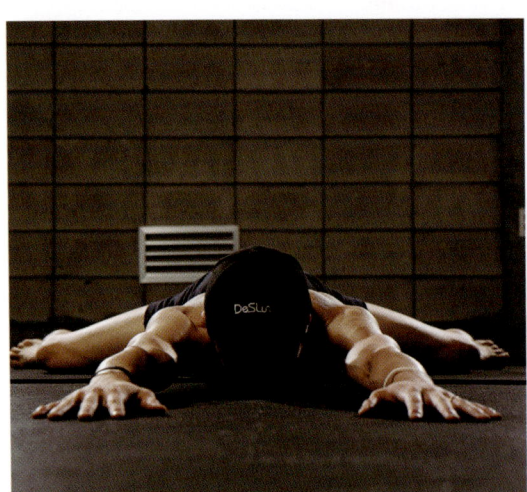

3 버티는 시간이 늘어남에 따라 양손을 앞으로 뻗어 골반이 벌어져 허벅지 안쪽이 바닥에 닿게 해보자.

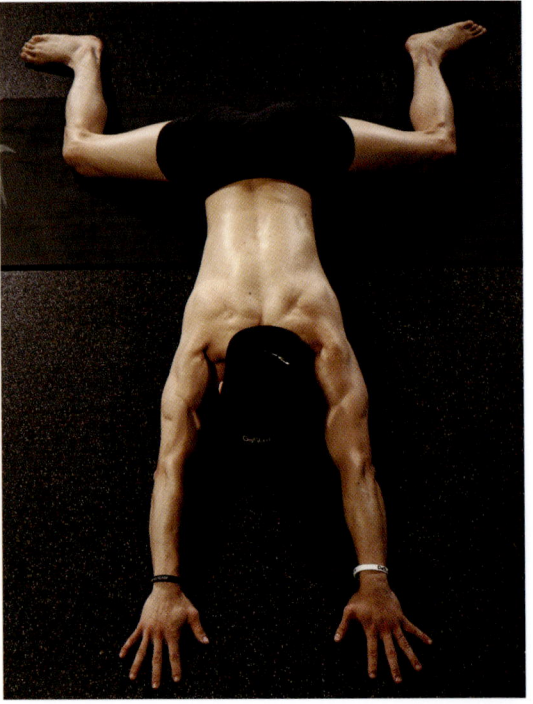

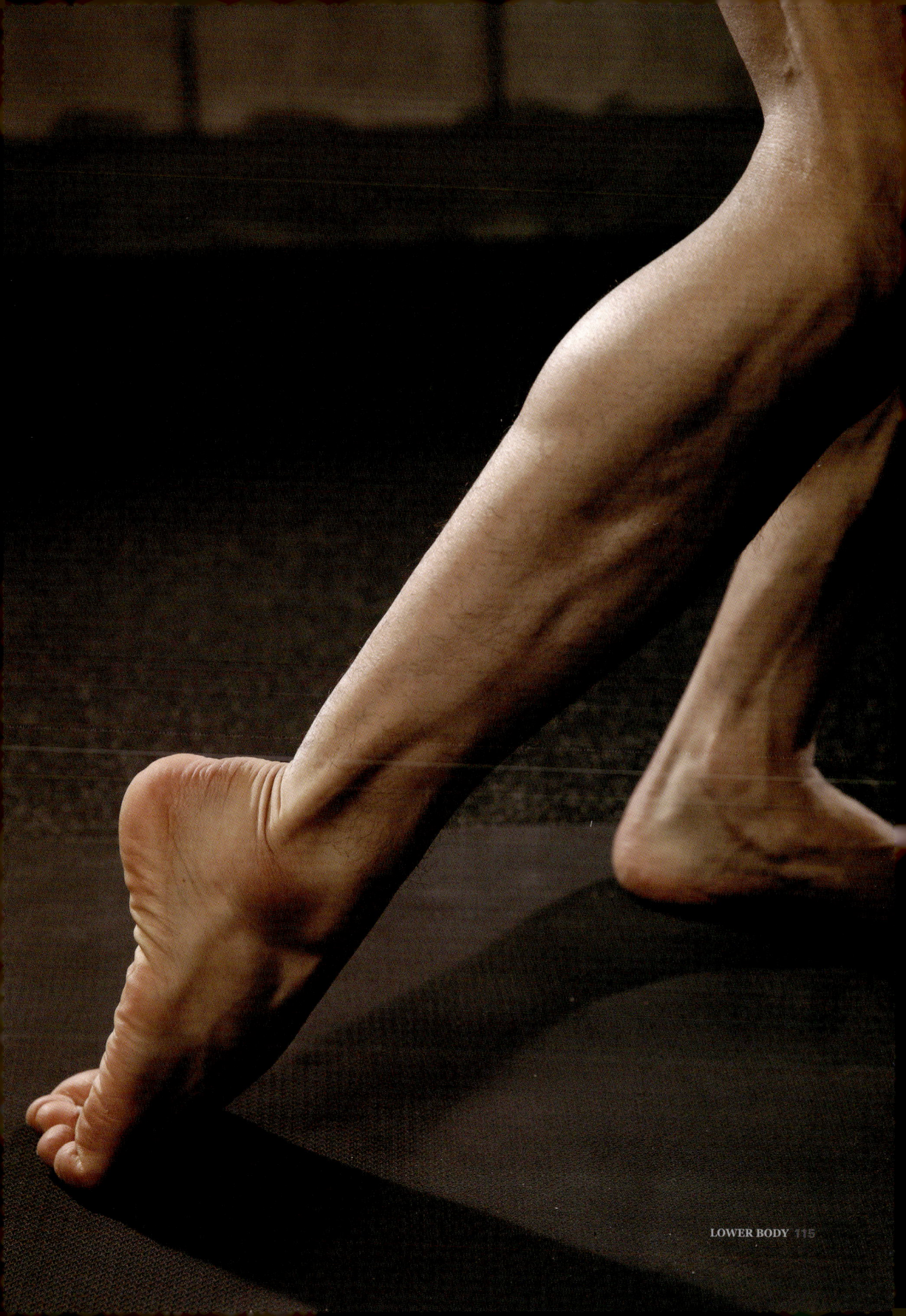

lower body
02

hamstring
허벅지 뒤쪽 (햄스트링)

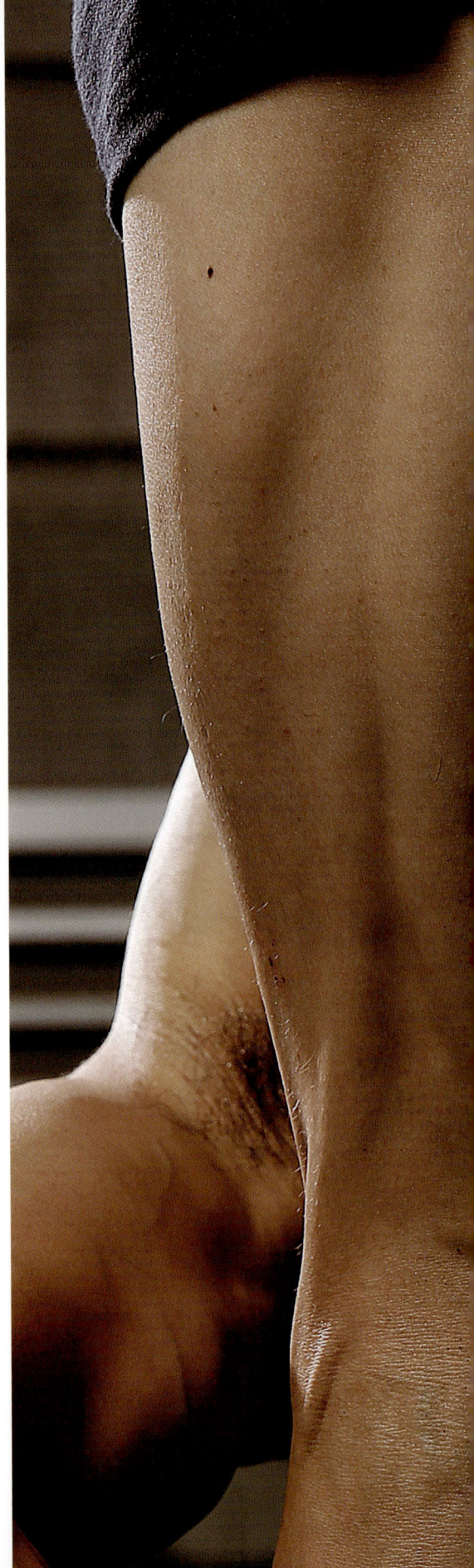

허벅지 뒤쪽 근육과 힘줄(햄스트링)이 짧아져 있으면 앉아 있을 때 허리를 펴기 힘들고, 결국 허리 건강에 영향을 끼치게 된다. 허벅지 뒤쪽을 잘 늘려 허리가 굽어지는 걸 예방해보자. 운동하는 사람들은 햄스트링이 단축되어 있으면 갑작스런 움직임에 햄스트링이 파열될 확률이 크다.
맨몸운동에선 물구나무 밀기(press handstand), 엘싯(L-sit), 행잉 레그레이즈(hanging leg raise) 등 다리를 뻗고 힘을 줘서 하는 동작들이 많다. 햄스트링을 잘 늘려놔야 무리 없이 운동할 수 있으므로 다음에 나오는 스트레칭으로 햄스트링을 유연하게 만들어 부상 없이 운동을 즐겨보자.

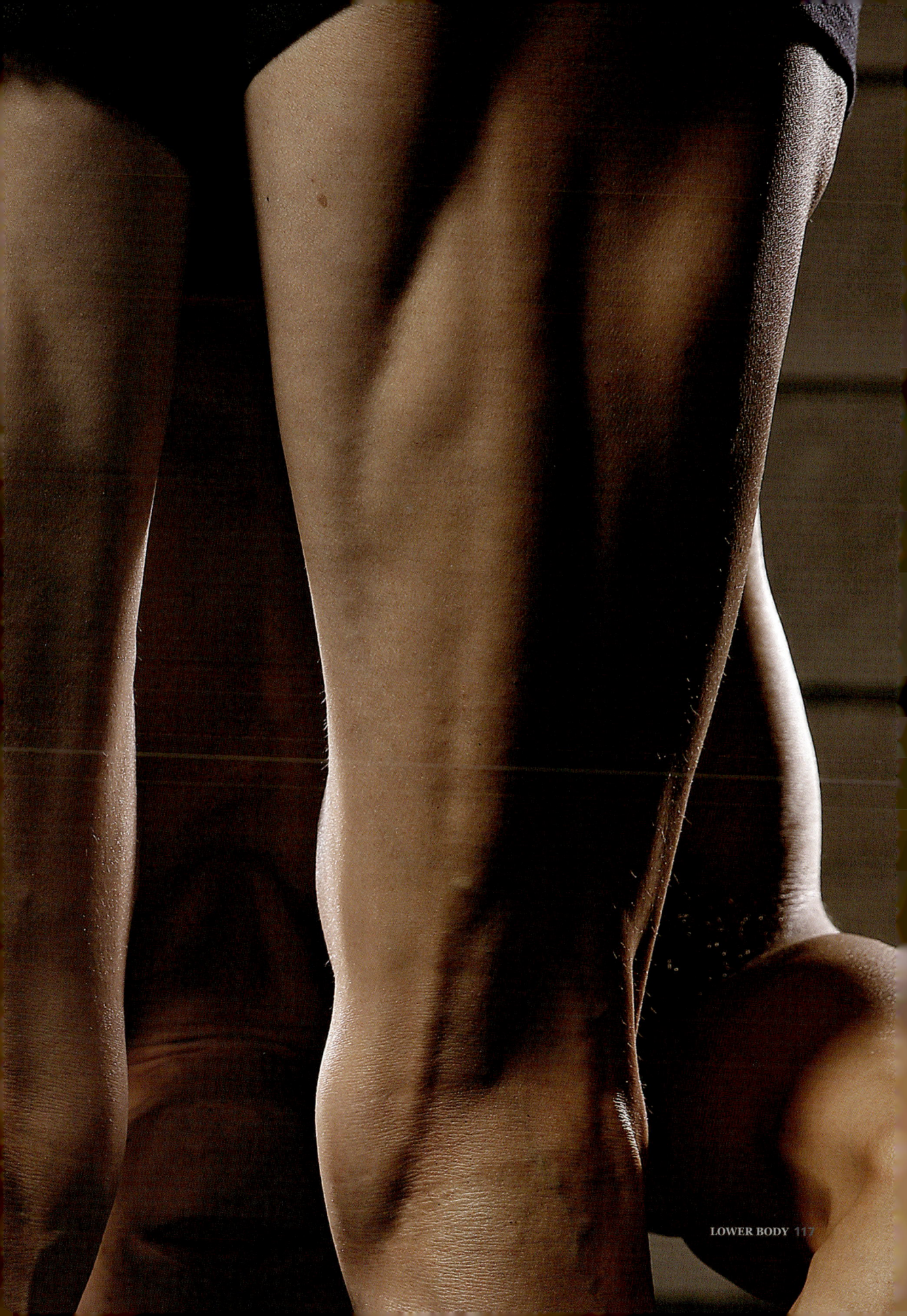

LOWER BODY · hamstring
01 누워서 한 다리 뻗어 당기기

T 최소 20초 이상 버티기   **notice** 발을 당길 때 반대쪽 다리가 가능한 바닥에서 뜨지 않게 한다.

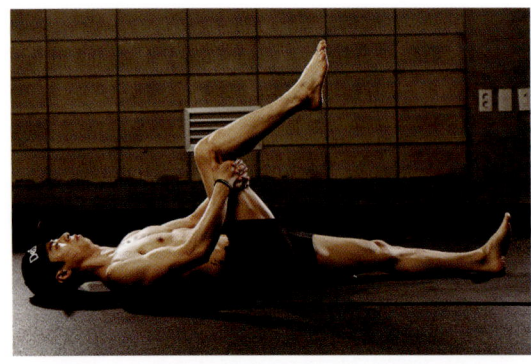

1 등을 바닥에 대고 편하게 누운 후, 오른쪽 다리를 들고 허벅지 뒤쪽을 양손으로 깍지 끼어 잡는다.

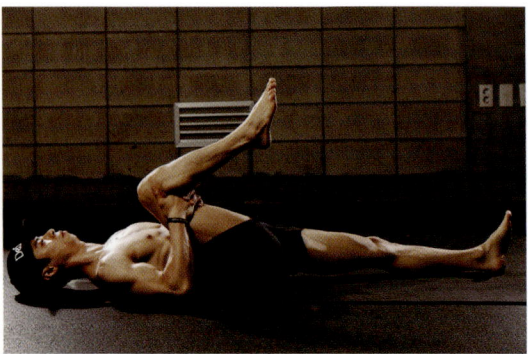

2 허벅지가 가슴에 닿도록 양손으로 오른쪽 다리를 당긴다.

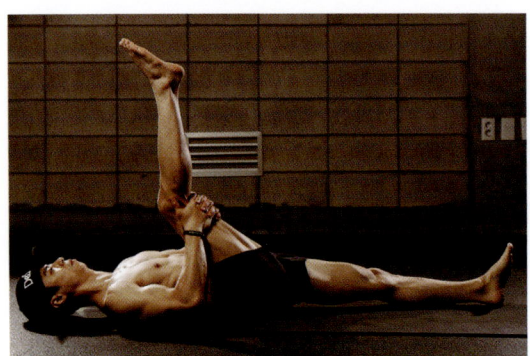

3 그 상태에서 다리를 위로 뻗는다.

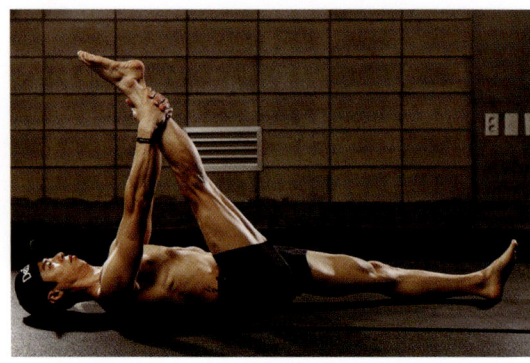

4 가능하다면 발목을 잡고 다리를 곧게 편다. 반대편 왼쪽도 같은 방법으로 한다.

LOWER BODY · hamstring
02 한 발 앞으로 뻗고 몸 앞으로 숙이기

⏱ 최소 20초 이상 버티기

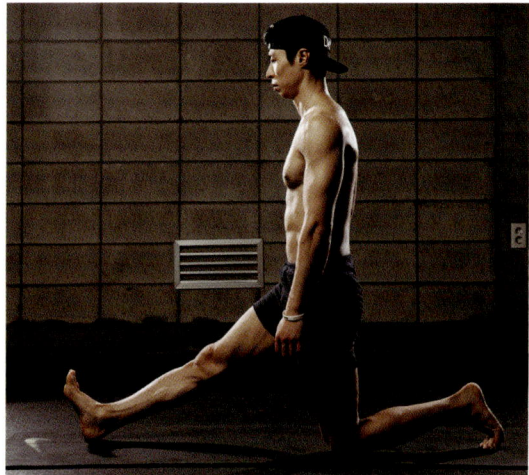

1 왼쪽 다리는 무릎을 꿇고, 오른쪽 다리는 앞으로 곧게 뻗는다. 몸은 꼿꼿이 세운다.

2 그 상태를 유지하며 양손으로 오른쪽 다리 양옆을 짚고 허리를 숙인다.

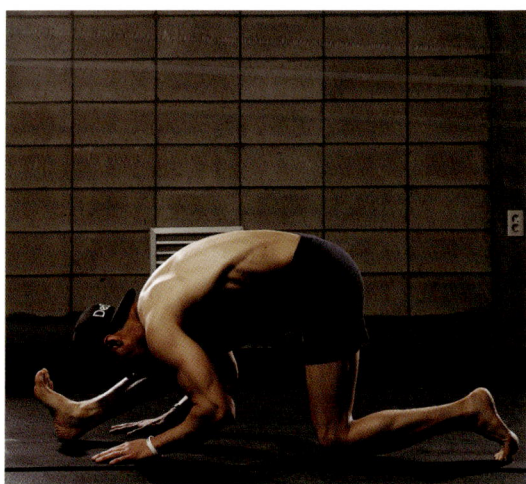

3 가슴이 허벅지에 닿는다는 느낌으로 팔을 접으며 몸을 앞으로 숙인다.

Bonus Tip

내려갈 때 왼쪽 사진처럼 허리가 둥글게 말리면 안 된다. 오른쪽 사진이 바른 자세이다.

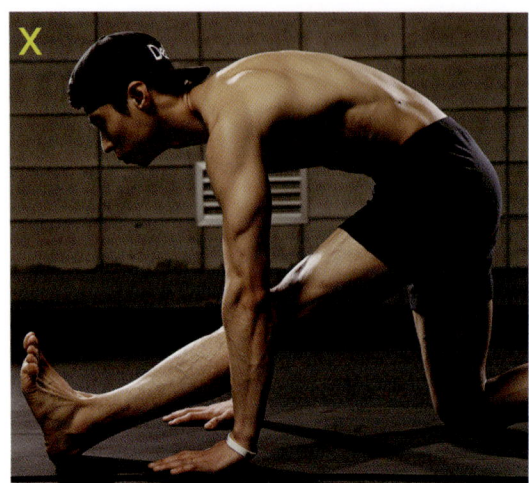 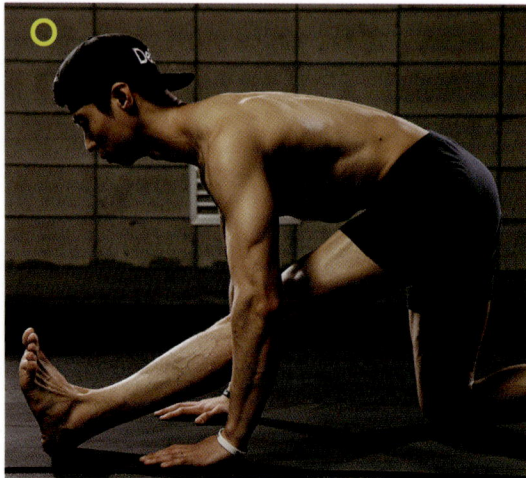

뻗은 발의 발목을 몸 쪽으로 당겨서 하면 좀 더 강한 스트레칭 효과가 있다.

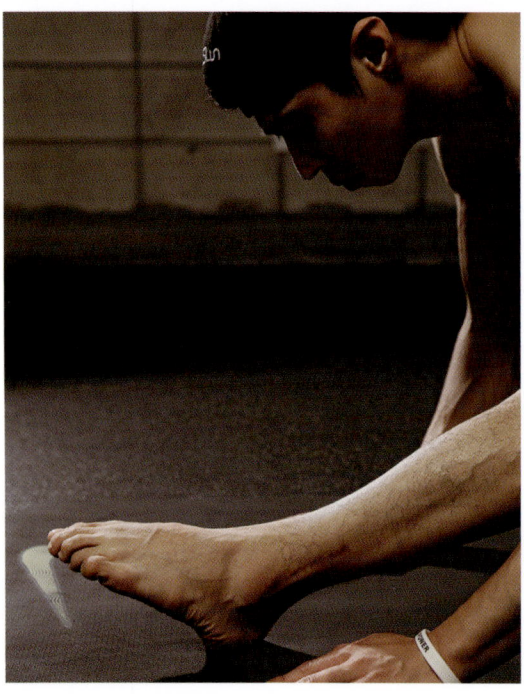 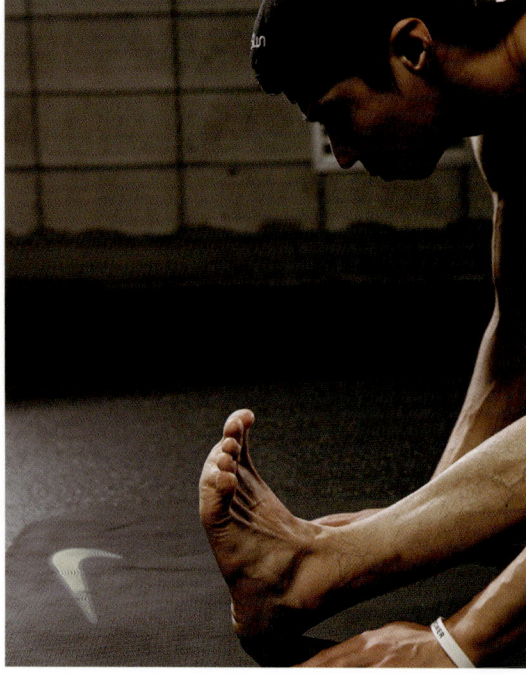

LOWER BODY · hamstring

03

양발 곧게 뻗어 몸 앞으로 숙이기 (체전굴)

⏱ 최소 20초 이상 버티기

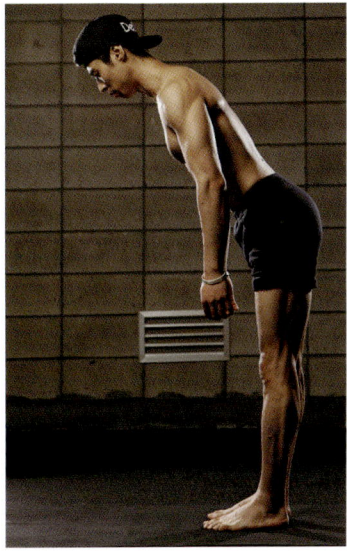
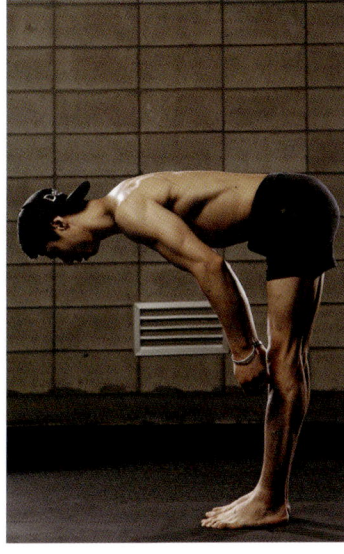
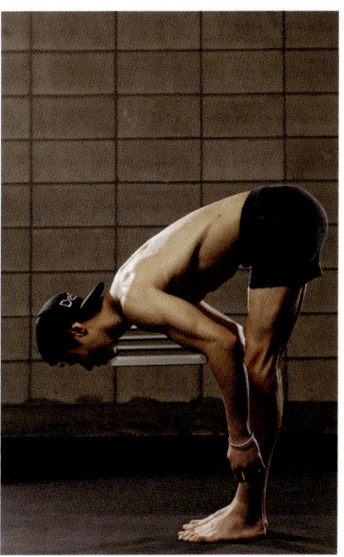

1 다리를 모으고 바로 선 상태에서 등과 허리가 굽어지지 않게 주의하며 몸을 앞으로 숙인다. 햄스트링과 허리가 뻣뻣하다면 이 자세부터 스트레칭 되는 게 느껴질 것이다. 이때 과도하게 허리와 등을 굽히며 내려가지 않는다. 그대로 버티며 조금씩 늘려가보자.

2 가능하다면 조금 더 몸을 숙여 양손으로 발목을 잡는다.

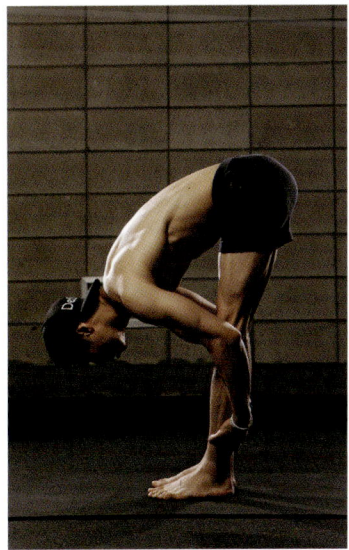
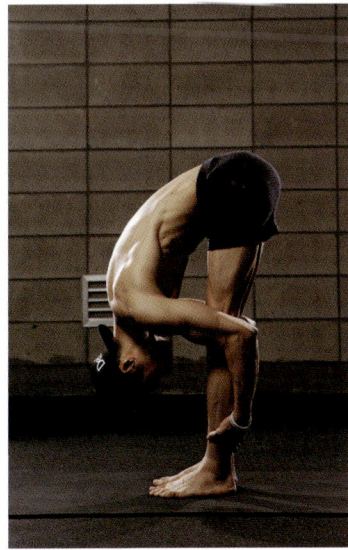
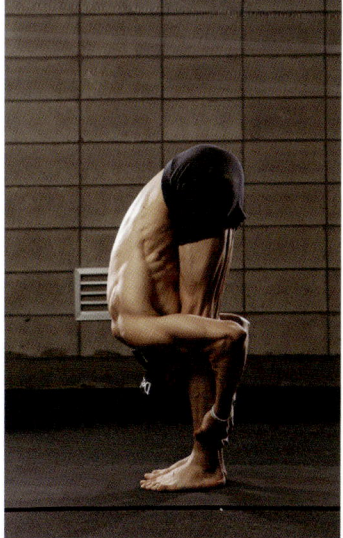

3 잡은 손을 당기며 허리를 숙여 조금 더 깊게 내려간다. 최종적으로 가슴이 허벅지에 닿게 해보자. 가능한 만큼만 자세를 잡고 최소 20초 이상 버틴다. 점차 시간을 늘려 좀 더 깊이 내려가보자.

LOWER BODY • hamstring

04

앉아서 양발 앞으로 뻗어 몸 앞으로 숙이기 (좌전굴)

T 최소 20초 이상 버티기

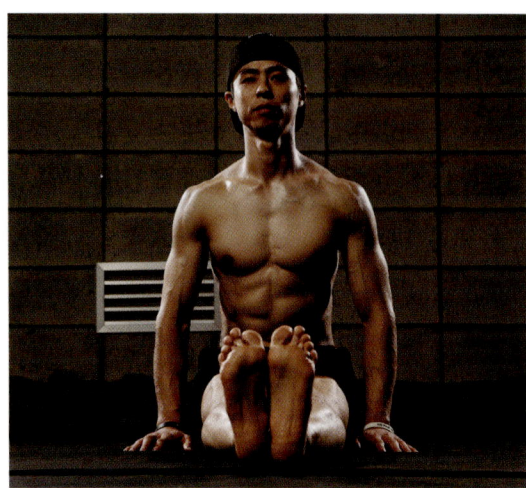 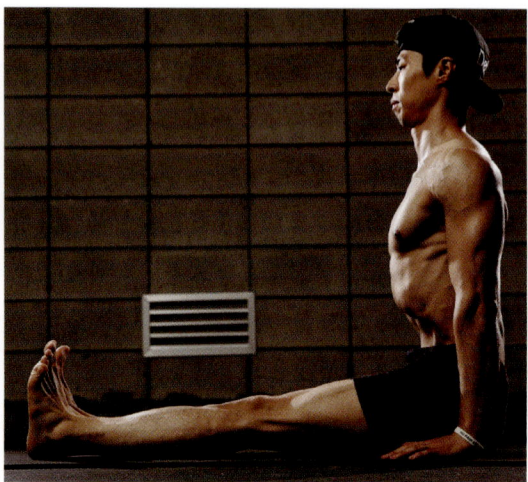

1 양발을 붙이고 발끝은 위를 향하게 세워 앞으로 뻗는다. 허리는 곧게 펴서 바닥과 90도가 되도록 앉는다.

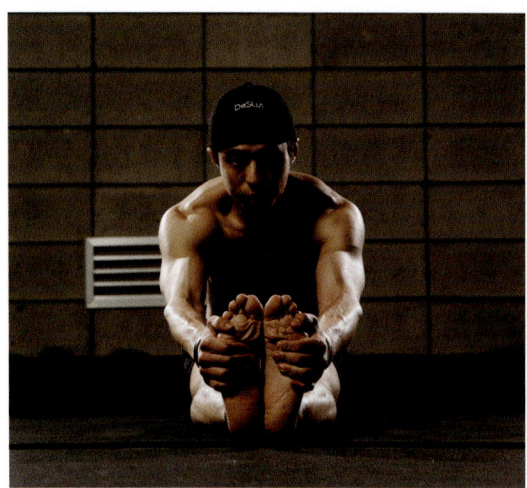 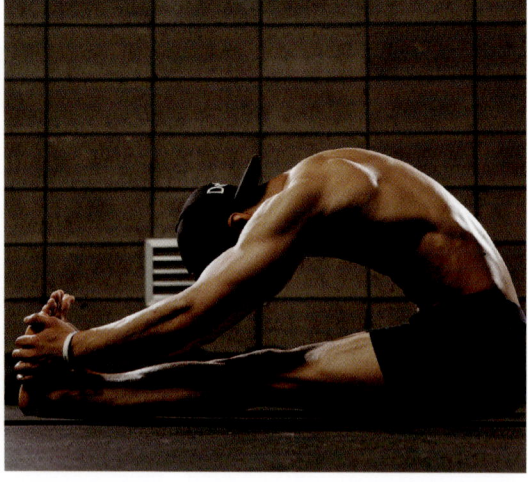

2 몸을 앞으로 숙여 양손으로 발날을 잡는다. 발을 잡기 힘들다면 발목을 잡거나 가능한 만큼만 숙인다.

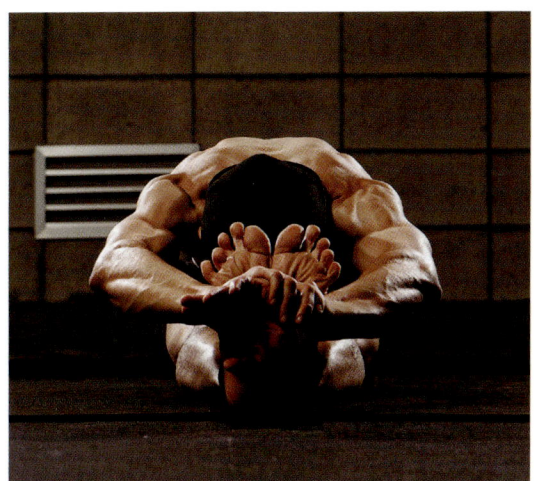 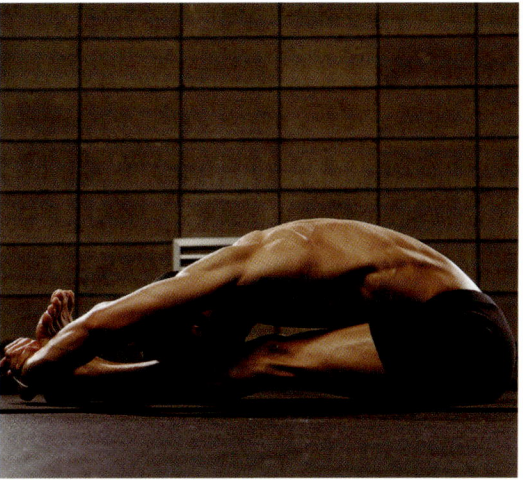

3 가능하다면 몸을 더욱 깊게 숙여 발바닥 앞에서 양손을 깍지 끼거나 손목을 잡는다. 가능한 만큼만 자세를 잡고 20초 이상 버틴다. 점차 시간을 늘려보자.

lower body

03

thigh
허벅지

하체에서 가장 큰 근육이다. 그만큼 큰 힘을 내며 경련이 일어나 부분적으로 근육이 수축되는 현상이 오기 쉽다. 보통 '다리에 쥐가 난다'라고 표현하는데, 다음에 나오는 스트레칭으로 허벅지를 잘 풀어보자.

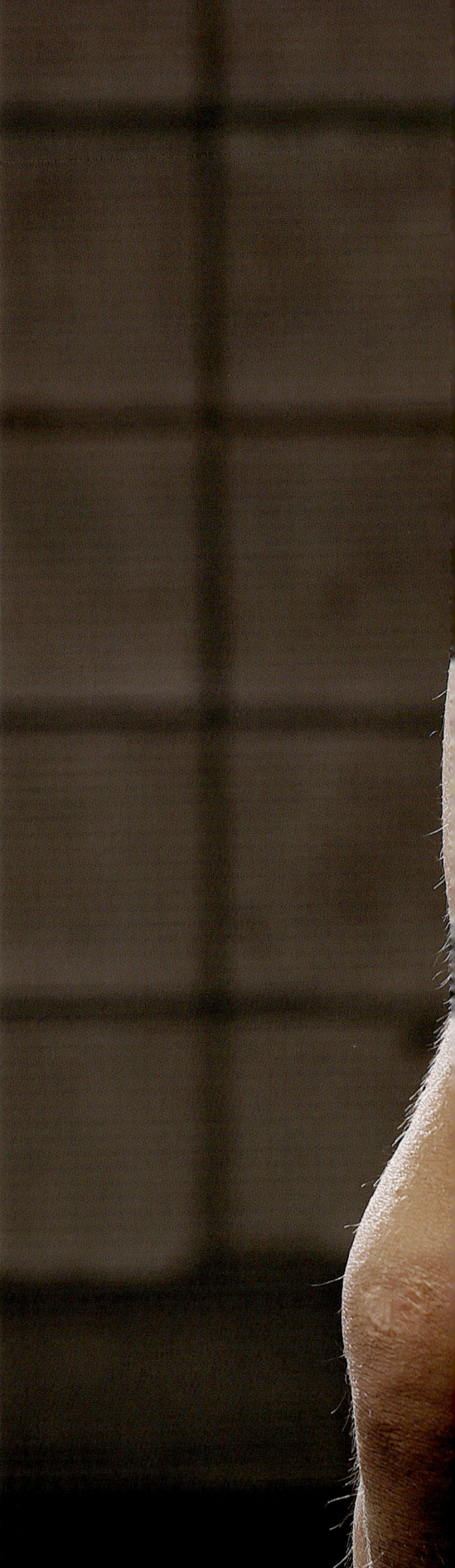

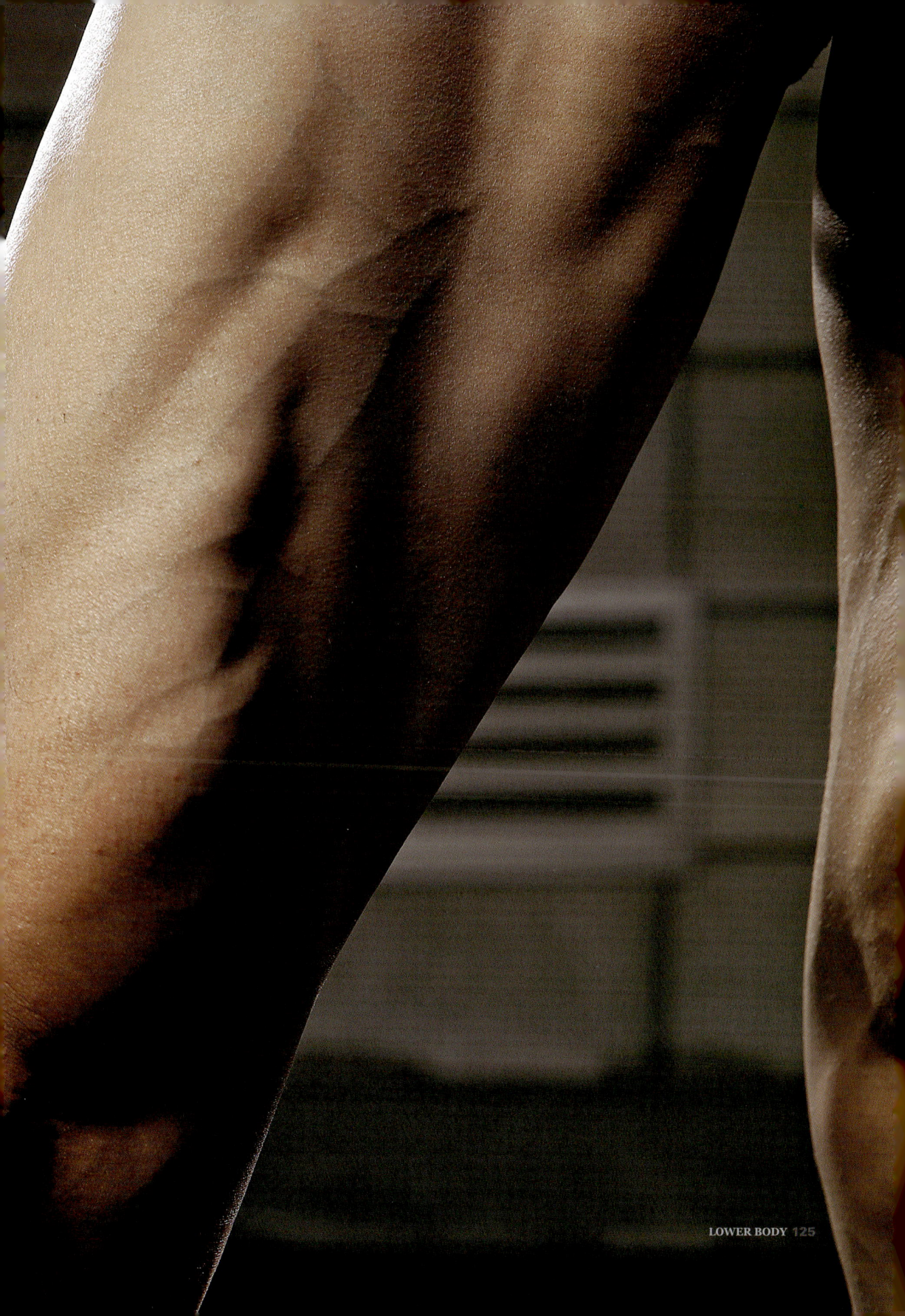

LOWER BODY 125

LOWER BODY · thigh

01

옆으로 누워서 한쪽 다리 잡고 허벅지 늘리기

T 최소 20초 이상 버티기   *notice* 무릎에 통증이 있다면 각별히 주의하여 당기는 범위를 조금씩 늘려가야 한다.

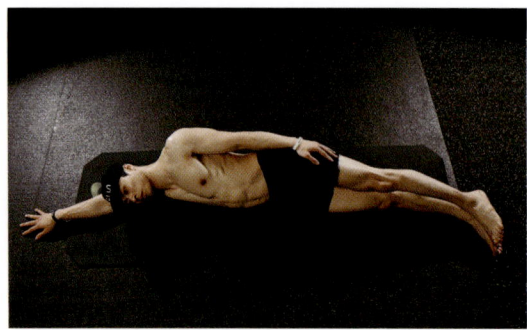

1 오른팔은 위로 뻗고, 몸 옆면이 바닥에 오도록 옆으로 눕는다.

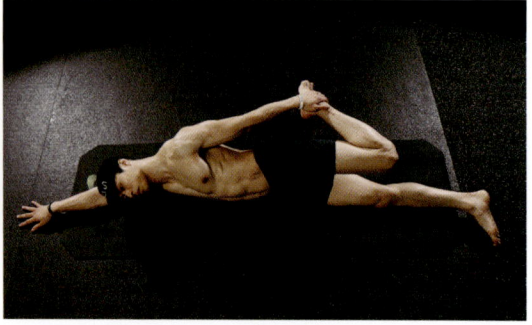

2 왼쪽 다리를 접어 왼손으로 왼쪽 발목을 잡는다.

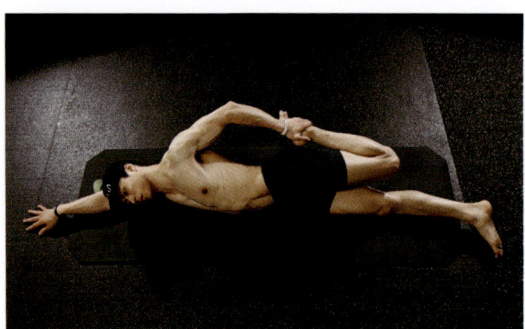

3 가능한 만큼 엉덩이 쪽으로 왼쪽 발을 당긴다. 반대편 오른쪽도 같은 방법으로 한다.

LOWER BODY · thigh
02 한쪽 무릎 꿇고 앉아 발목 잡아 허벅지 늘리기

⏱ 최소 20초 이상 버티기　　**notice** 무릎에 통증이 있다면 각별히 주의하여 당기는 범위를 조금씩 늘려가야 한다.

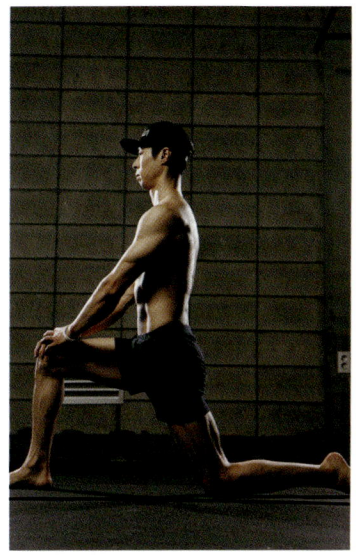

1 왼쪽 다리는 무릎을 꿇고, 오른쪽 다리는 90도로 접어 앉는다.

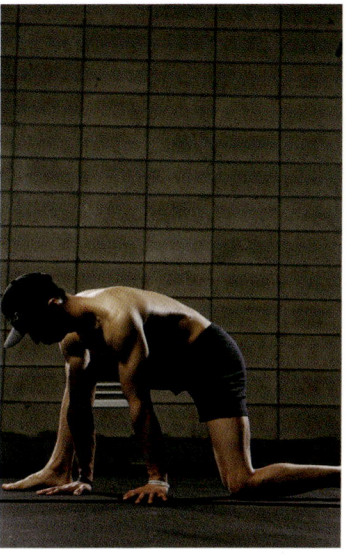

2 몸을 숙여 양손으로 오른쪽 다리 안쪽 바닥을 짚는다.

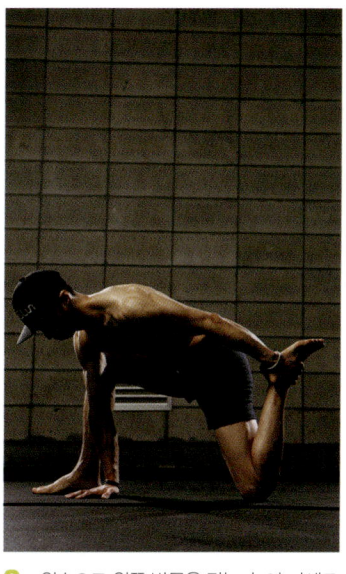

3 왼손으로 왼쪽 발목을 잡는다. 이 자세로 몸을 앞으로 조금씩 기울여 왼쪽 허벅지가 늘어나는 걸 느끼며 스트레칭 한다.

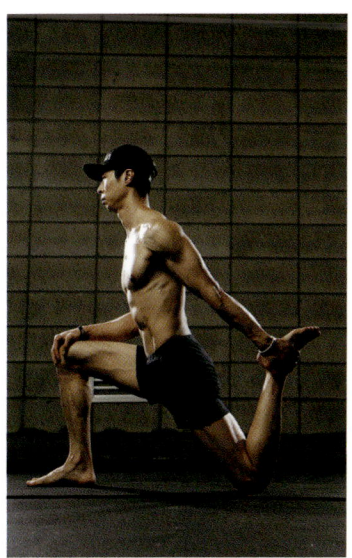

4 오른손을 오른쪽 무릎 위에 놓으며 허리를 편다.

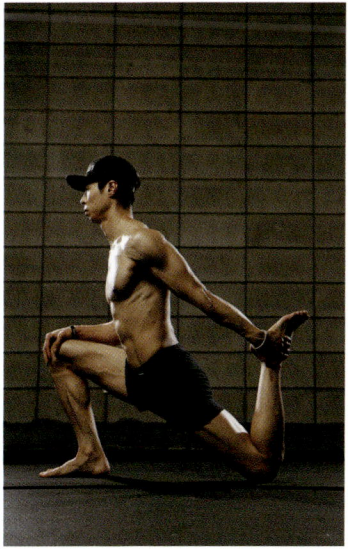

5 몸을 앞으로 살짝 기울이며 왼쪽 허벅지가 늘어나는 걸 느끼며 스트레칭 한다.

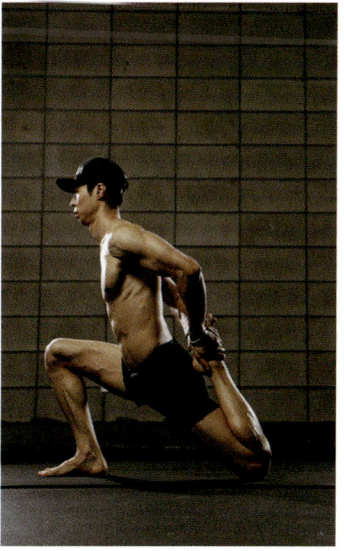

6 가능하다면 양손으로 왼쪽 발목을 잡고 엉덩이 쪽으로 당기며 몸을 앞으로 숙인다. 반대편 오른쪽도 같은 방법으로 한다.

LOWER BODY · thigh

03

무릎 꿇고 엉덩이 바닥에 대고 허벅지 늘리기

⏱ 최소 20초 이상 버티기

notice 무릎에 통증이 있다면 각별히 주의하여 당기는 범위를 조금씩 늘려가야 한다.

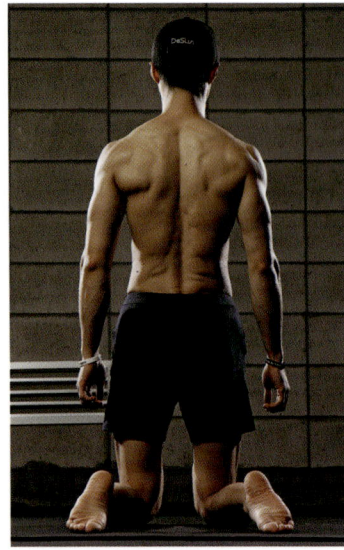

1 무릎을 꿇고, 양발을 엉덩이가 들어갈 정도로 벌린다.

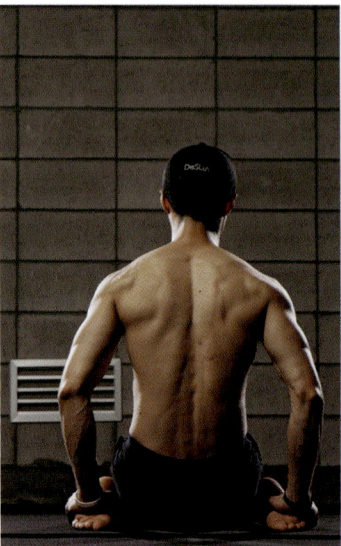

2 엉덩이를 바닥에 대고 앉는다. 이 자세로만 있어도 허벅지가 스트레칭 되는 게 느껴질 것이다.

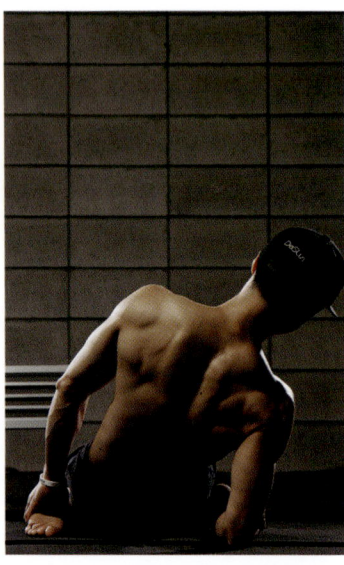

3 뒤로 누우며 바닥에 오른쪽 팔꿈치를 댄다.

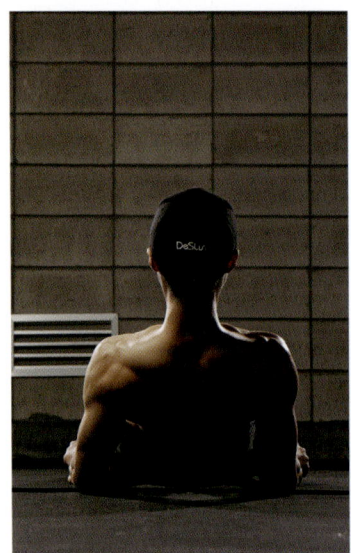

4 나머지 왼쪽 팔꿈치도 바닥에 댄다. 상체를 든 상태에서 조금 버틴다.

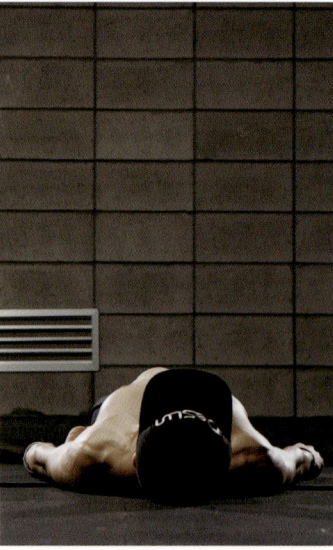

5 가능하다면 등을 조금씩 바닥에 대고 눕는다. 허리가 과도하게 꺾여 아플 수 있으니 배에 적당히 힘을 주어야 한다.

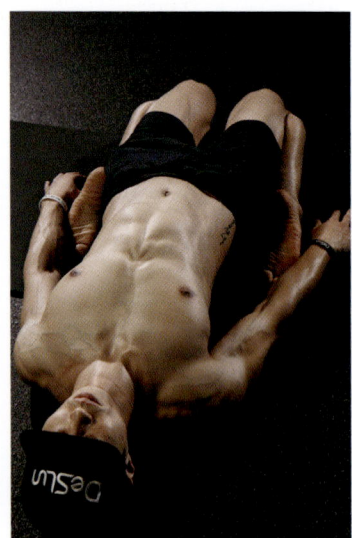

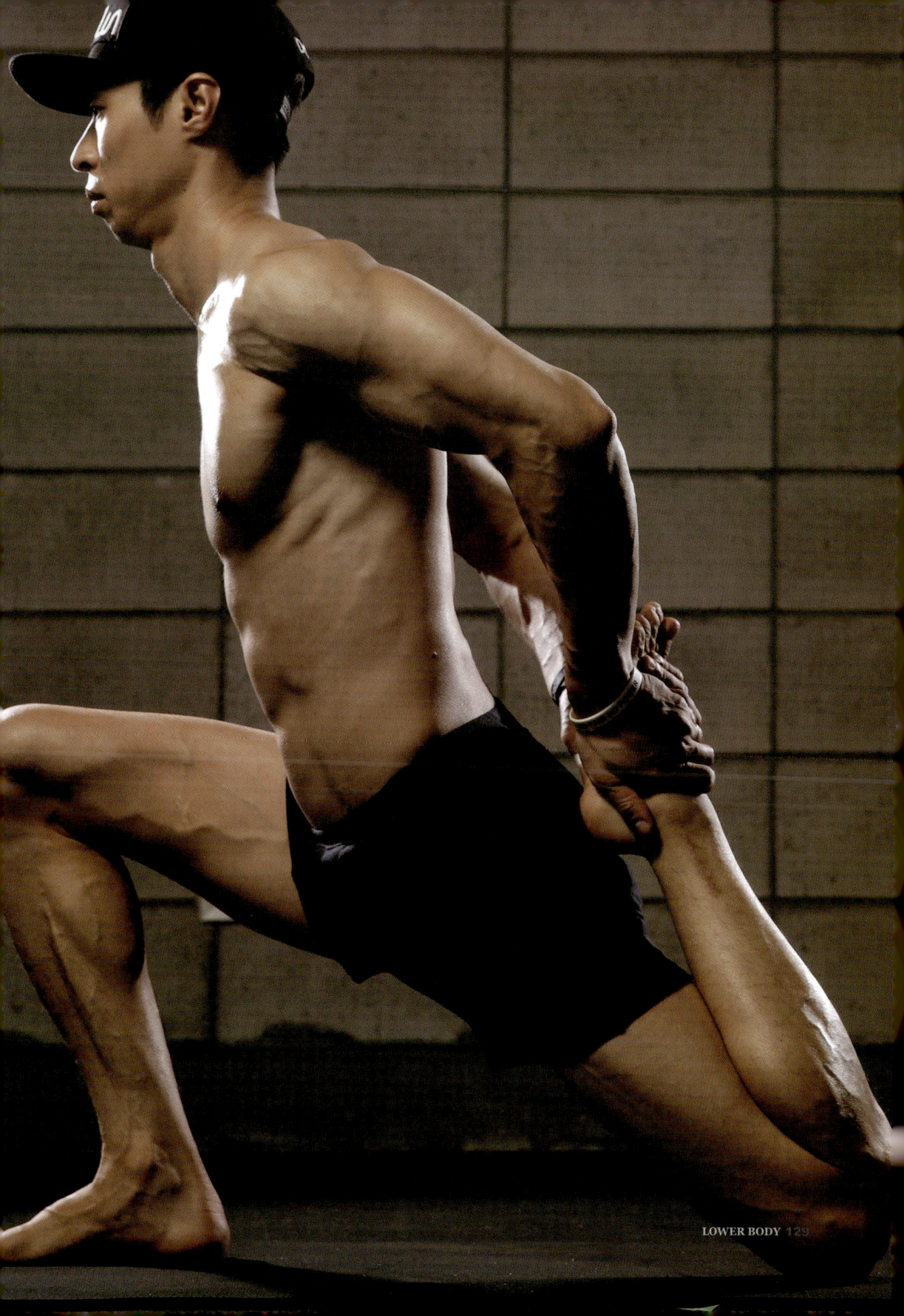

lower body
04

calf·ankle
종아리·발목

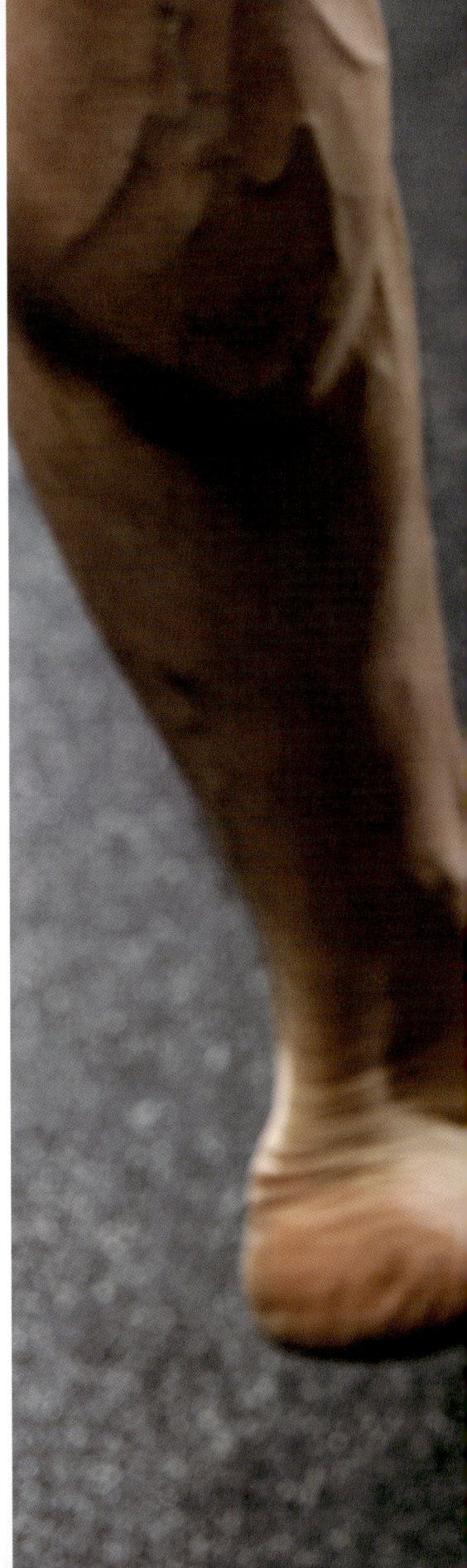

종아리는 제 2의 심장이라고 불릴 만큼 혈액 순환에 중요한 역할을 하므로 종아리 근육 단련은 필수이다. 특히 많이 걷거나 오래 서 있는 사람들은 종아리 근육이 뭉치면 피로함을 가중시킬 수 있다.
발목을 잘 풀어주면 종아리도 동시에 스트레칭 할 수 있다. 발목을 많이 사용하는 운동을 즐기는 사람들이라면 종아리 근육이 강직되거나 발목이 삐지 않도록 스트레칭으로 풀어주자.

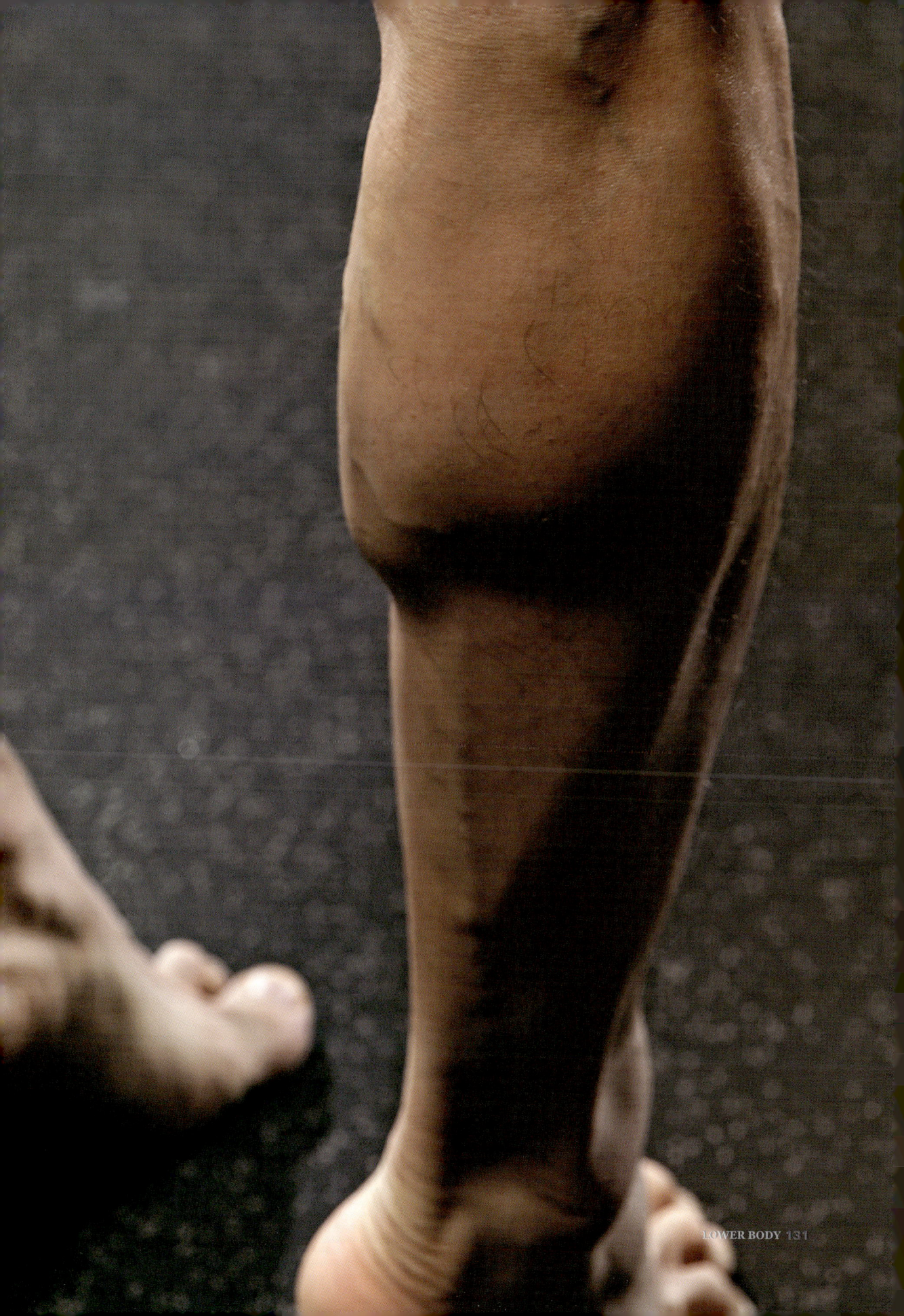

LOWER BODY · calf.ankle
01 한쪽 다리 뻗고 발끝 몸으로 당기기

최소 20초 이상 버티기

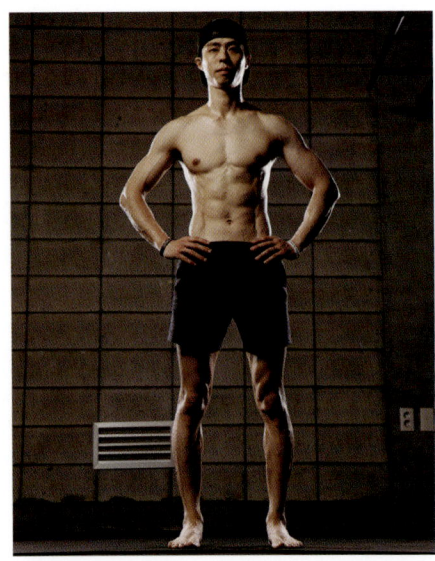
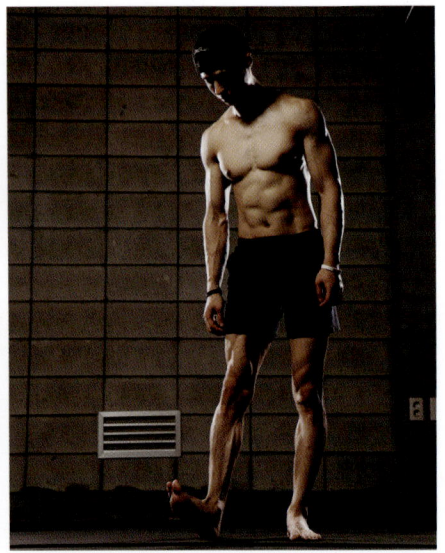

1 양발을 어깨너비로 벌리고 바로 서서, 양손은 양옆 허리 위에 놓는다.

2 오른발을 옆으로 살짝 뻗고 발끝을 들어 올린다.

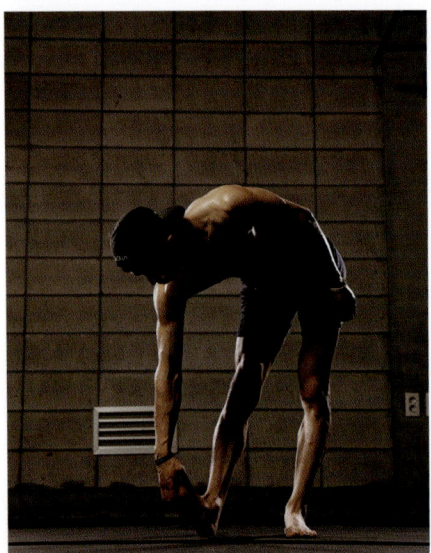
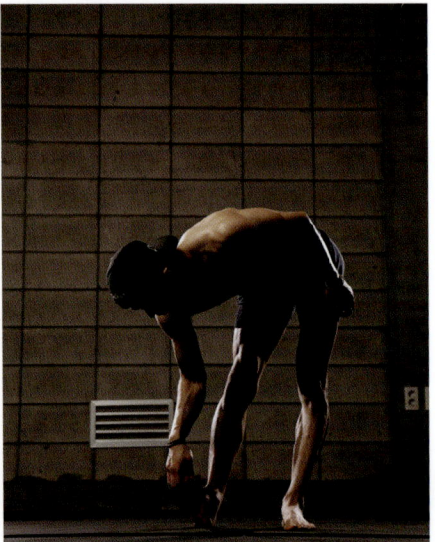

3 허리를 숙여 오른손으로 오른쪽 발끝을 잡는다.

4 그대로 발끝을 몸 쪽으로 당긴다. 반대편 왼발도 같은 방법으로 한다.

LOWER BODY · calf.ankle

02 발목 늘리기 (앞쪽/안쪽/바깥쪽)

T 최소 20초 이상 버티기

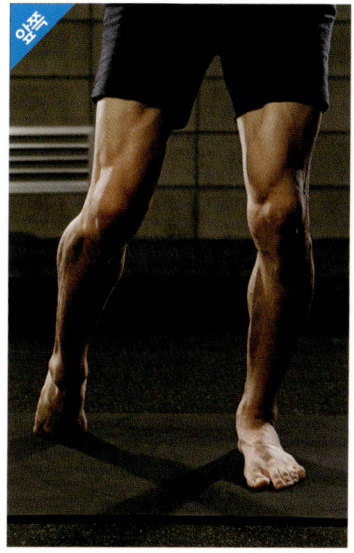

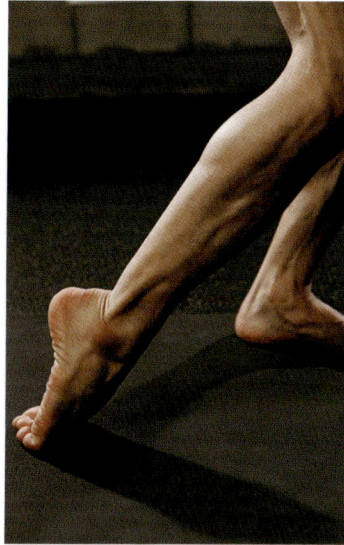

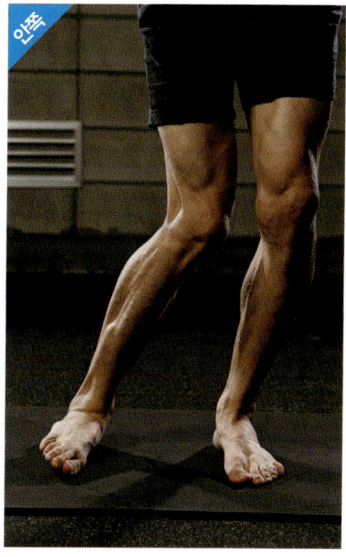

1 양발을 어깨너비로 벌리고 바로 선 후, 오른발 발끝을 바닥에 대고 체중을 실어 발목을 앞으로 꺾는다.

2 가능한 만큼 앞쪽으로 발목을 꺾고, 반대편 왼발도 같은 방법으로 한다.

3 양발을 어깨너비로 바로 선 후, 오른발 안쪽을 바닥에 대고 체중을 실어 발목을 안으로 꺾는다.

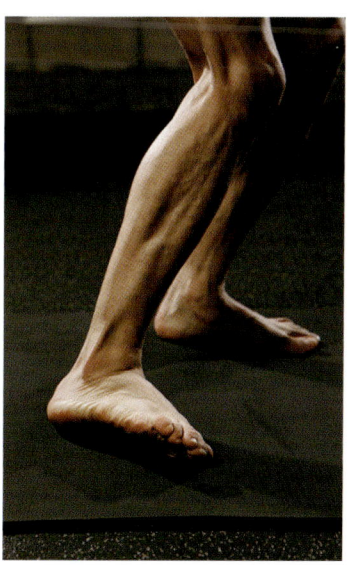

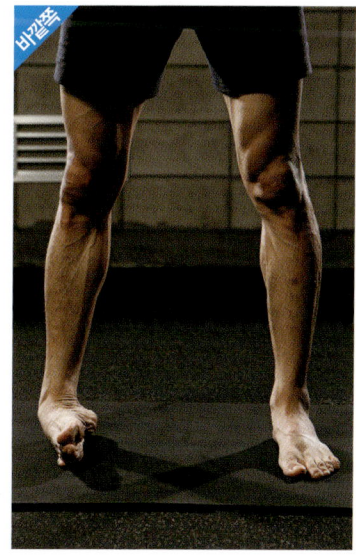

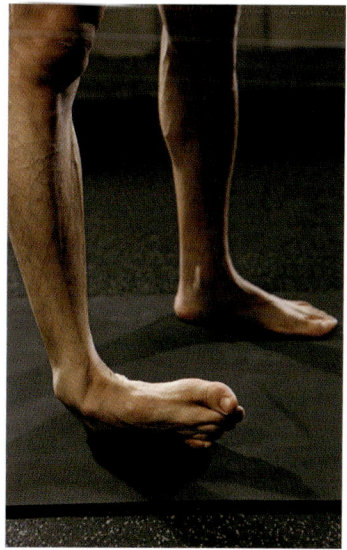

4 가능한 만큼 안쪽으로 발목을 꺾고, 반대편 왼발도 같은 방법으로 한다.

5 양발을 어깨너비로 바로 선 후, 오른발 바깥쪽을 바닥에 대고 체중을 실어 발목을 바깥으로 꺾는다.

6 가능한 만큼 바깥쪽으로 발목을 꺾고, 반대편 왼발도 같은 방법으로 한다.

lower body

05

splits
다리 찢기

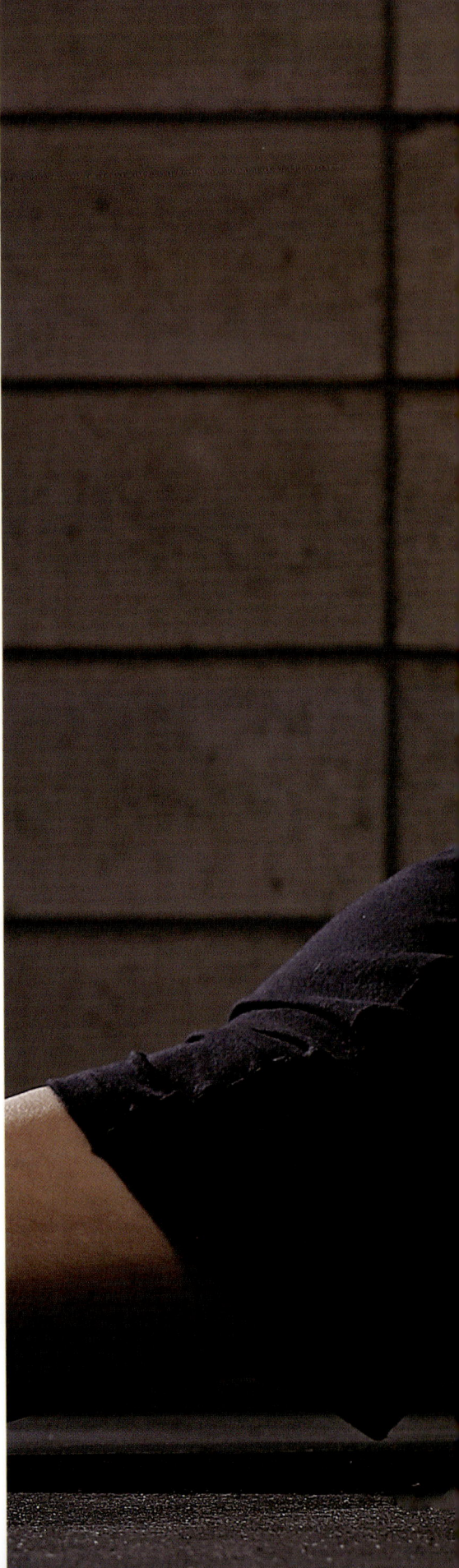

손목과 허리는 우리 몸에서 가장 많이 쓰여 뻣뻣해짐을 쉽게 느끼지만 골반은 불편함이나 통증을 느끼기 쉽지 않은 부위이다. 다리 찢기에 사용되는 고관절은 골반과 대퇴골을 잇는 관절이다. 고관절 주변 근육들은 우리 몸 상하체를 연결해 지탱하고, 걷고, 뛰고, 다리를 돌리는 등 매우 중요한 역할을 한다. 찢기까지는 힘들더라도 스트레칭으로 늘려주고 잘 움직여지도록 관리하자. 다리 찢기가 되면 이 동작들로 인해 하체의 복합적인 스트레칭이 가능하며, 맨몸운동 시 동작을 하는 데 더욱 수월하다.

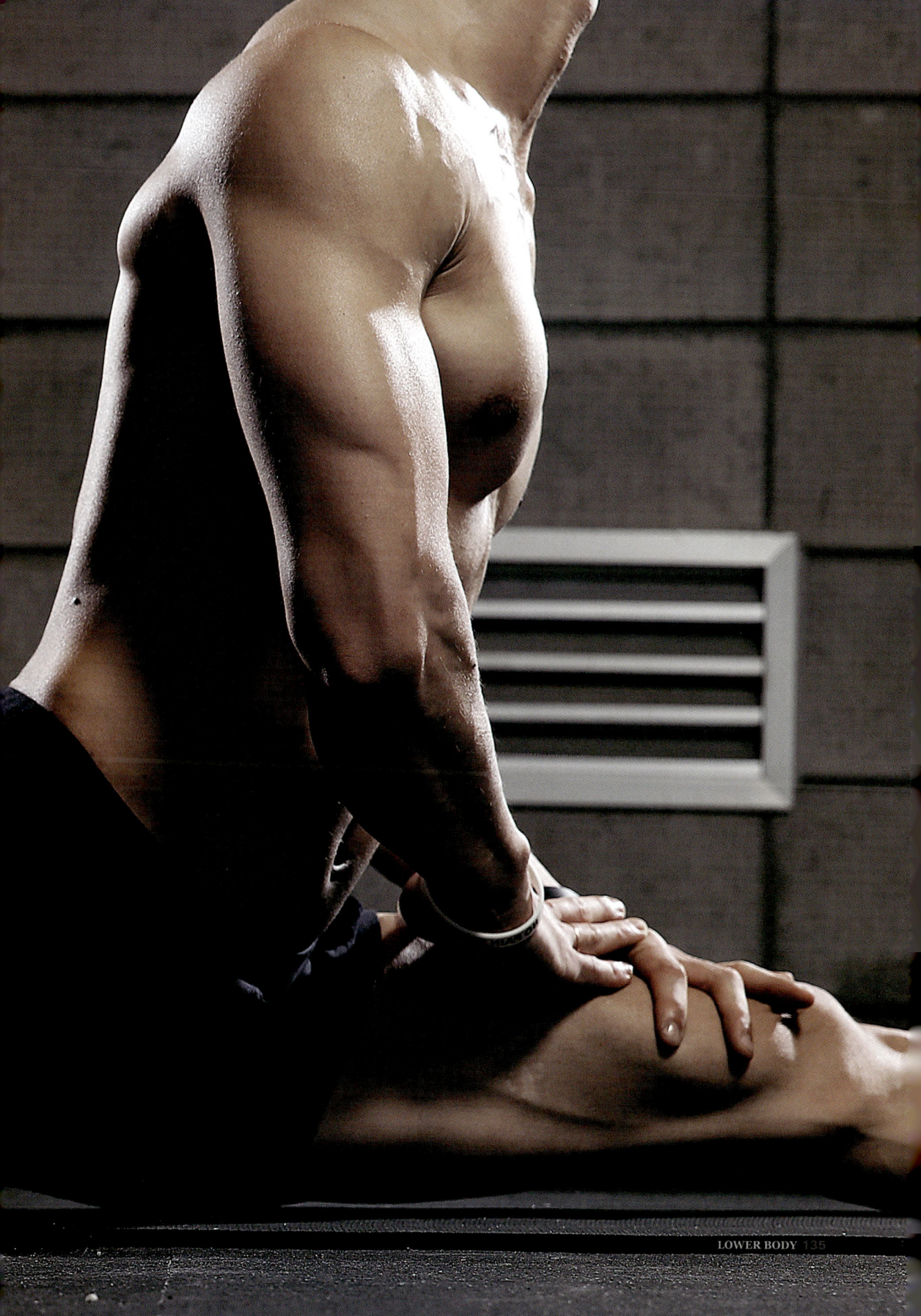

LOWER BODY 135

LOWER BODY · splits
01 앞뒤로 다리 찢기 (프론트 스플릿)

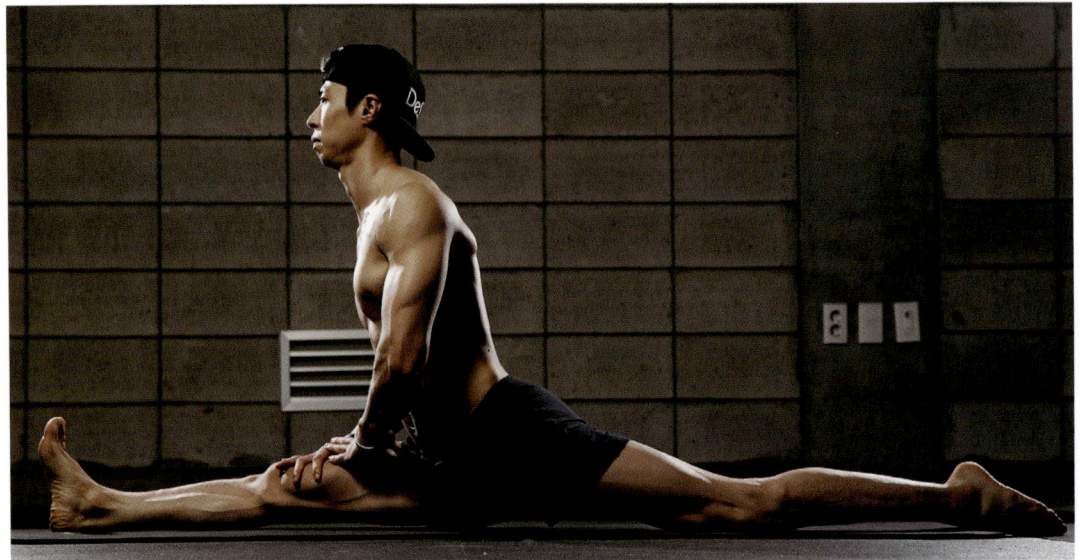

앞에 나온 동작들을 무리 없이 할 수 있다면 프론트 스플릿에 도전해보자.
양발을 앞뒤로 뻗어 가랑이가 바닥에 닿도록 노력한다. 이때 골반이 틀리거나 허리가 과도하게 꺾이지 않게 주의한다.

LOWER BODY · splits
02 양옆으로 다리 찢기 (사이드 스플릿)

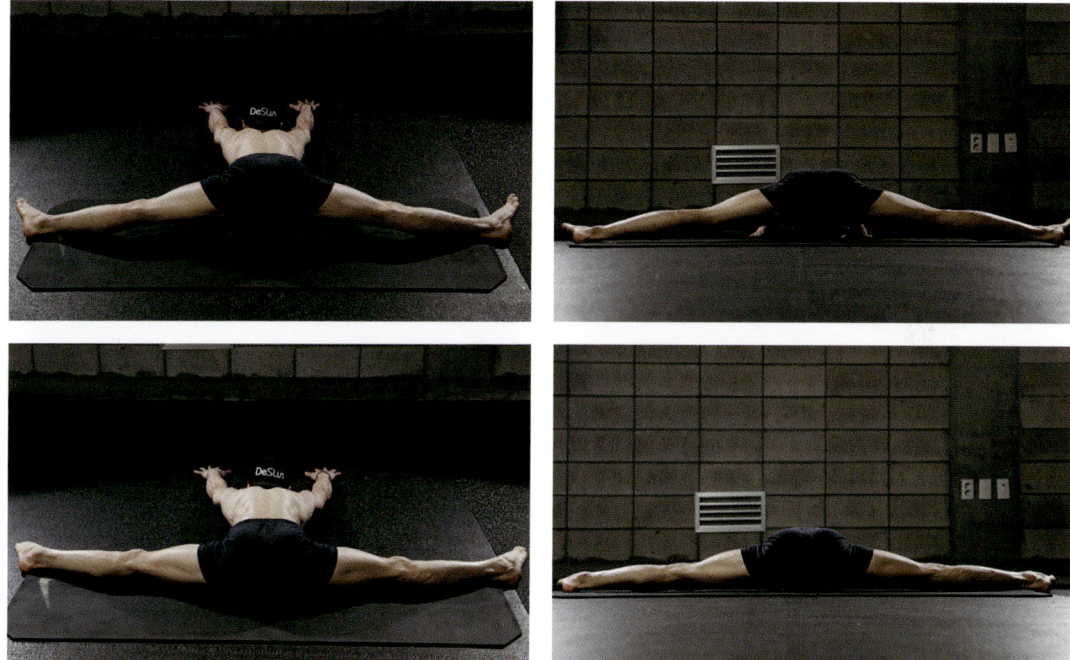

앞에 나온 동작들을 무리 없이 할 수 있다면 사이드 스플릿에 도전해보자.
다리를 양옆으로 벌리고 조금씩 내려가서 가슴과 가랑이가 바닥에 닿도록 노력한다. 가능한 만큼만 다리를 벌리고 버티며 시간을 조금씩 늘려가자.

LOWER BODY • splits
03 다리 찢기 전·후 마사지하기

N 다리 찢기 전·후 수시로

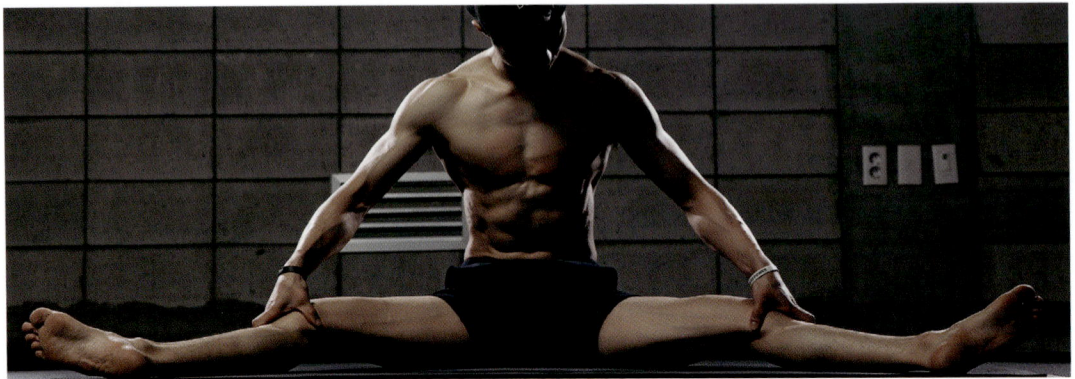

1 다리를 양옆으로 벌려 무릎 안쪽을 엄지로 누르며 마사지한다.

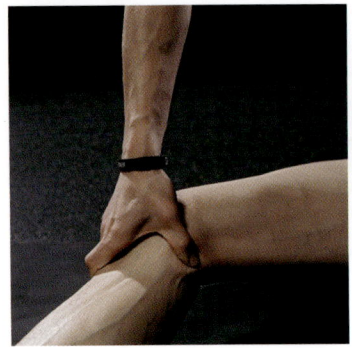 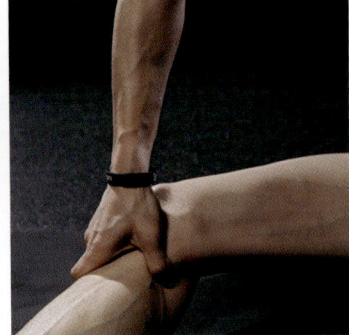 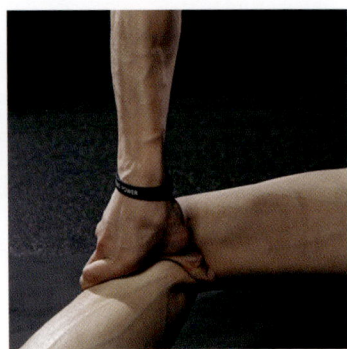

2 다리를 찢을 때 내측 측부인대가 있는 이 부위가 가장 아리다. 그곳이 굳어 있을 가능성이 크므로 엄지로 누르며 잘 마사지해준다.

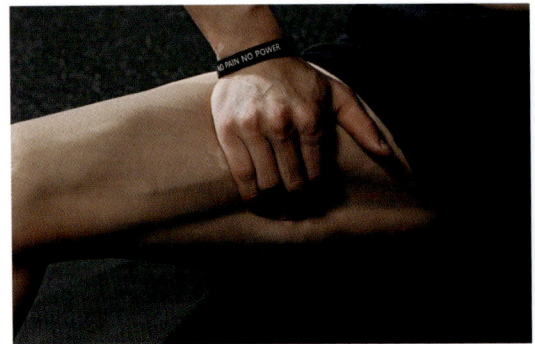 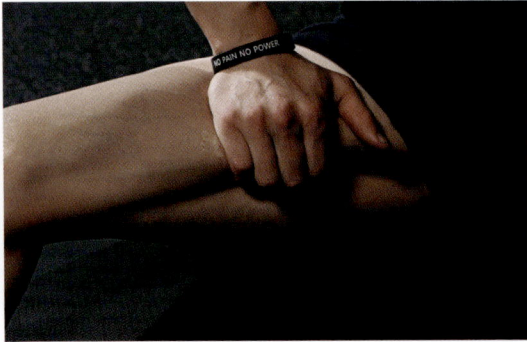

3 허벅지 안쪽도 통증이 있을 수 있다. 통증이 있는 곳을 사진처럼 손으로 잘 마사지해서 풀어준다.

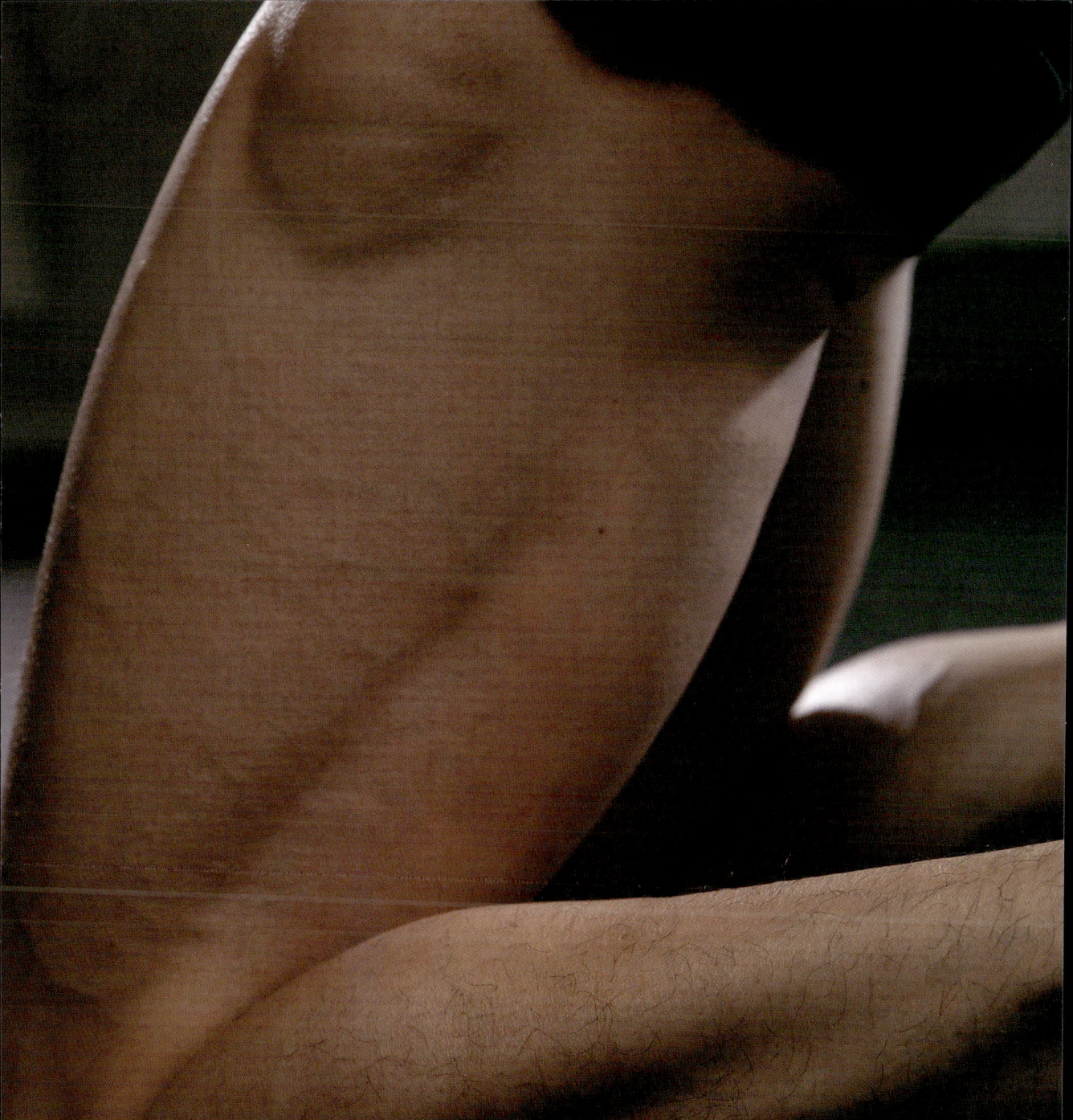

appendix

유연해지고 싶다면 스트레칭으로 관절과 근육들을 늘려라!

운동 전·후 간단한 스트레칭

어떤 운동을 하던 몸을 따뜻하게 만드는 것이 가장 중요하다. 운동 전에 하는 스트레칭은 근육에게 '이제 운동을 시작할 테니 너도 다치지 않게 준비해'라고 미리 이야기 해주는 것과 같다. 운동을 마치고 난 후의 스트레칭은 '이제 끝났어. 고생했으니 이제 제자리로 돌아가서 편히 쉬어'라고 해주는 것이다. 운동 전 스트레칭은 운동 중 부상 방지와 최상의 컨디션을 위해, 운동 후 스트레칭은 빠르고 안전한 회복을 위해 한다고 생각하면 이해하기 쉽다.

턱걸이에 도움이 되는 스트레칭

턱걸이에서 많이 다치는 부위는 거의 견갑골 주변인데 상당히 복잡한 구조로 되어 있다. 한마디로 설명하기는 어렵지만. 결론은 견갑골 주변 근육들이 모두 준비가 되어야 한다. 특히 극상근으로 불리는 근육 부상이 빈번히 발생하는데. 그것을 가장 중점적으로 신경 써서 풀어주고 들어가야 한다. 극상근만 따로 풀어주는 스트레칭은 없기에 결론은 웜업이다. 걷기나 달리기 같은 가벼운 유산소 운동으로 심박수를 올려 몸에 열을 올려주고, 어깨를 최대한 늘리고 돌려서 뻣뻣하다는 느낌을 없애고 시작한다.

턱걸이를 할 때 어떤 근육이 쓰일까 생각해본 적이 있는가. 대부분의 사람은 단연 등을 떠올린다. 내가 회원들을 지도할 때 늘 하는 말이 있다. 운동할 때 힘이 이동하는 순서를 느끼면서 하면 큰 도움이 된다고!

턱걸이 잡는 그립이 첫 번째, 그립과 몸을 연결시켜주는 전완, 팔 앞쪽을 돌아 어깨로 전달되고, 그 힘을 써주는 날개뼈 주변 근육들이 제대로 움직여주면, 등의 광배, 능형근, 승모근, 복근, 허리, 엉덩이, 다리까지 힘이 들어가게 된다. 나머지는 힘을 주고 버티는 쪽이 강하고, 실질적으로 가장 많은 각도로 움직이게 되는 어깨, 날개뼈 주변 근육이다.

단순하게 생각하자. 턱걸이를 할 때 어깨가 아프고 불편하다고 느끼면 당연히 어깨를 풀어주는 것이 맞다. Part1 상체에서 어깨와 날개뼈 주변, 등 스트레칭을 모두 한 후 턱걸이를 하면 그냥 할 때보다 훨씬 더 편안하게 느껴질 것이다.

푸시업에 도움이 되는 스트레칭

수많은 운동 채널들을 운영하며 가장 많이 받은 질문 중 하나가 '푸시업을 할 때 손목이 너무 아파요'이다. 당연하다. 어려운 푸시업으로 갈수록 손목이 접히는 정도가 더욱 늘어난다. 어깨와 가슴에 집중하고 싶은데 이미 손목에서 부담이 와 팔꿈치를 펼 수조차 없다면 절대 다른 동작에 집중할 수 없다. 손목 스트레칭(P. 54)으로 가서 손목을 풀어주고, 어깨 스트레칭((P. 24)으로 가서 상체 전반을 풀어준 후 시작해보자. 손목이 어떻게 그렇게까지 구부러질 수 있냐고? 막상 해보면 생각보다 오래 걸리지 않아 가능하게 된다.

당신의 몸이 뻣뻣하다면 단기간에 유연해질 수 없다. 유연해지고 싶다면 스트레칭으로 관절과 근육들을 늘려라. 오랫동안 꾸준히!!

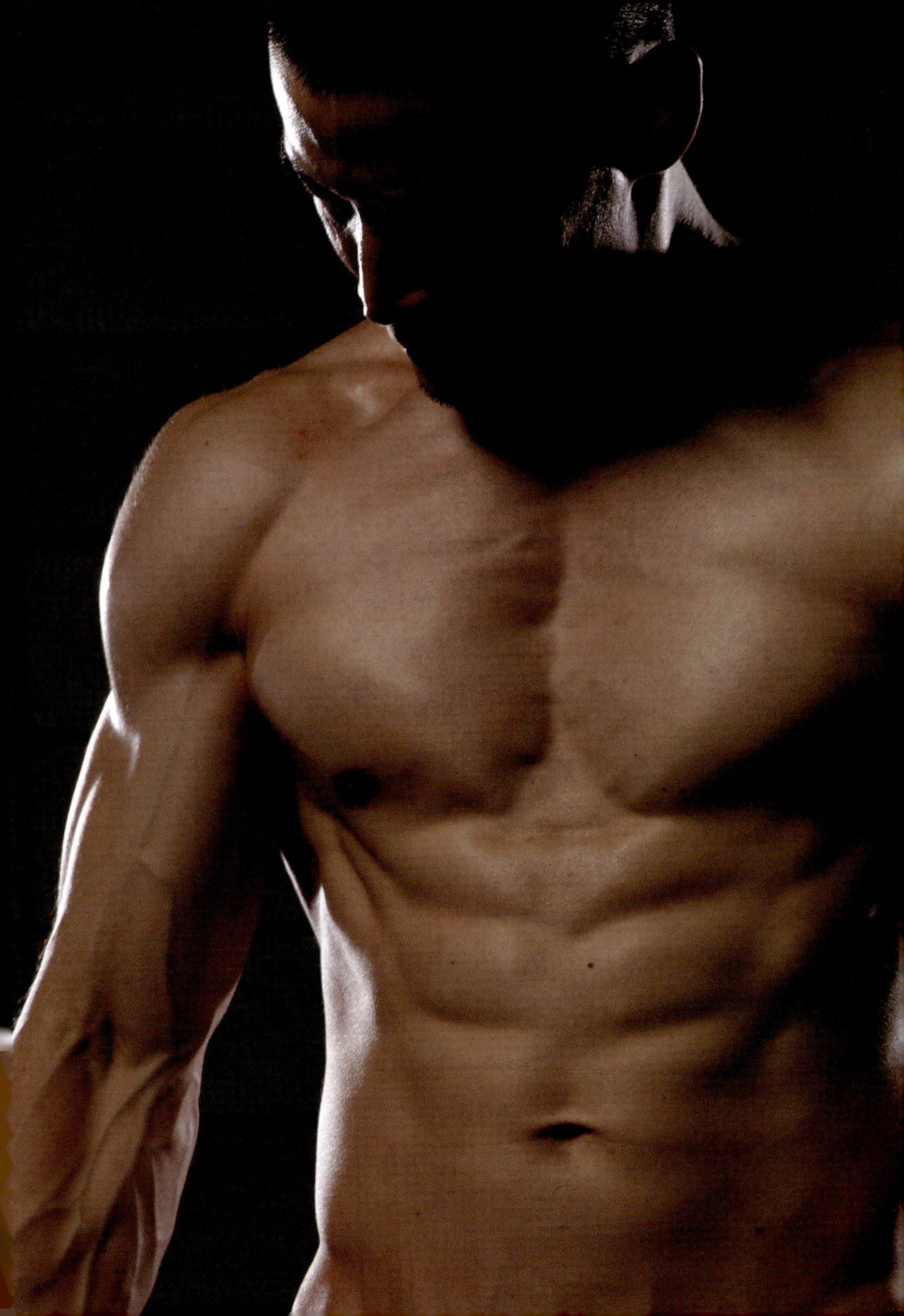

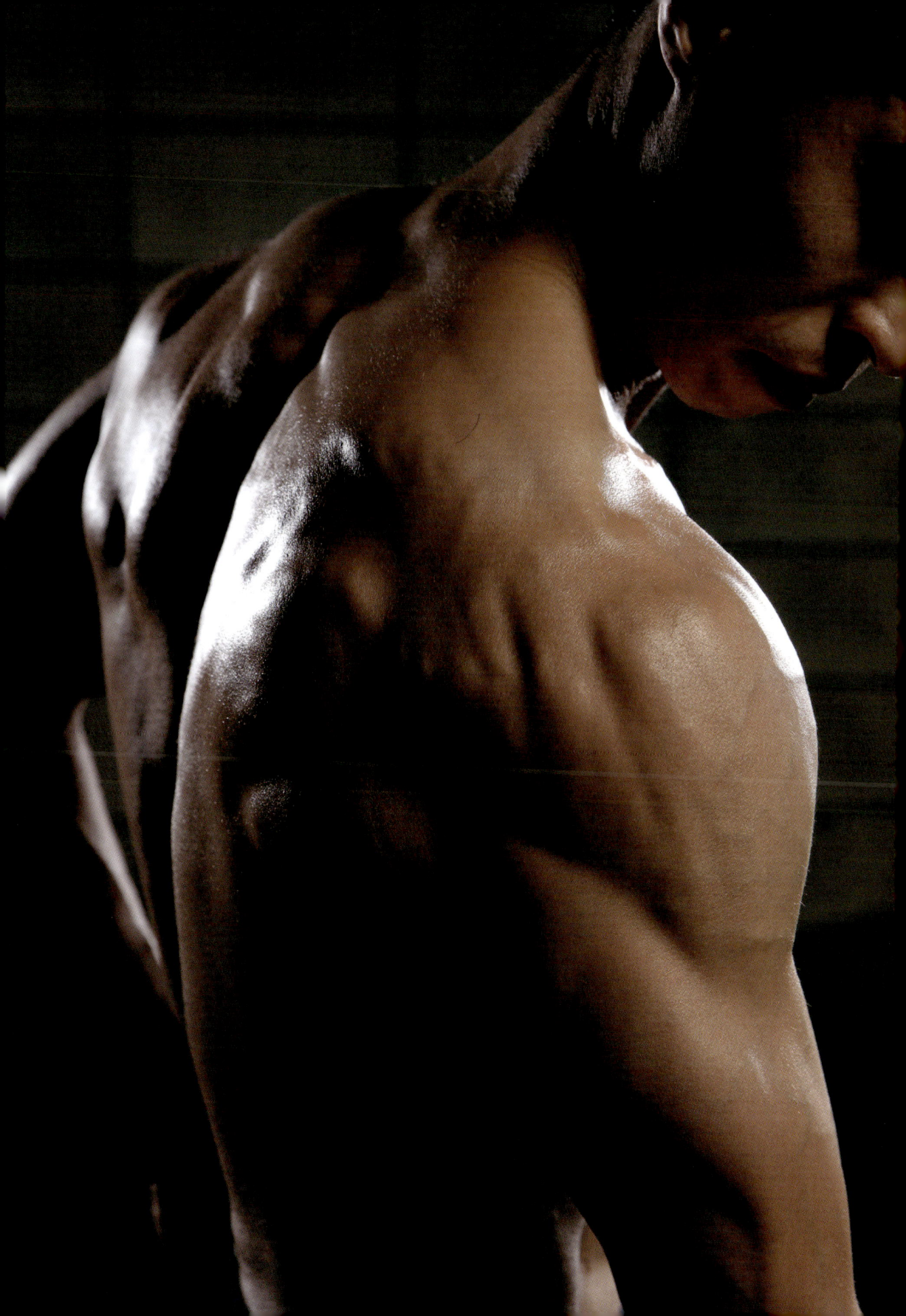

닥치고 데스런 스트레칭

초판 1쇄 발행 2018년 7월 10일
초판 2쇄 발행 2018년 7월 20일

지은이　장임태, 조성준
발행인　조상현
마케팅　김나연
편집인　김주연
디자인　Design IF
펴낸곳　더디퍼런스

등록번호 제2015-000237호
주소 서울시 마포구 마포대로 127, 304호
문의 02-712-7927
팩스 02-6974-1237
이메일 thedibooks@naver.com
홈페이지 www.thedifference.co.kr

ISBN 979-11-6125-121-9 13510

독자 여러분의 소중한 원고를 기다리고 있으니 많은 투고 바랍니다.
이 책은 저작권법 및 특허법에 따라 보호받는 저작물이므로 무단전재와 무단복제를 금합니다.
파본이나 잘못 만들어진 책은 구입하신 서점에서 바꾸어 드립니다.
책값은 뒤표지에 있습니다.